José Vera
Sandra Chimborazo
Martha Loor

Estudio físico de los huevos comerciales de codorniz

José Vera
Sandra Chimborazo
Martha Loor

Estudio físico de los huevos comerciales de codorniz

Estudio físico de los huevos comerciales de codorniz (*Coturnix coturnix*) en el cantón La Troncal

Editorial Académica Española

Imprint
Any brand names and product names mentioned in this book are subject to trademark, brand or patent protection and are trademarks or registered trademarks of their respective holders. The use of brand names, product names, common names, trade names, product descriptions etc. even without a particular marking in this work is in no way to be construed to mean that such names may be regarded as unrestricted in respect of trademark and brand protection legislation and could thus be used by anyone.

Cover image: www.ingimage.com

Publisher:
Editorial Académica Española
is a trademark of
International Book Market Service Ltd., member of OmniScriptum Publishing Group
17 Meldrum Street, Beau Bassin 71504, Mauritius
Printed at: see last page
ISBN: 978-620-0-40563-0

AUTORES

Dr. José Humberto Vera Rodríguez Mg.;*
Correo: humbertorichi@hotmail.com Orcid: https://orcid.org/0000-0003-3027-059X

Sandra Marina Chimborazo Macas Tnlgo;
Correo: chimborazosandra80@gmail.com Orcid: https://orcid.org/0000-0001-9656-4078

Martha Marianela Loor Rodríguez Tnlgo;
Correo: marianela.loor74@gmail.com Orcid: https://orcid.org/0000-0003-1238-1915

Carla Silvana Cajamarca Carpio Tnlgo;
Correo: carlacajamarca1999@gmail.com Orcid: https://orcid.org/0000-0001-5521-7934

Cristopher Xavier Briones Loor Tnlgo;
Correo: cristhopherloor99@gmail.com Orcid: https://orcid.org/0000-0001-6023-7999

Kerly Elizabeth Loor Guillen Tnlgo;
Correo: kerlyloor1999@gmail.com Orcid: https://orcid.org/0000-0001-8984-8339

Cristhian Oswaldo Lema Flores Tnlgo;
Correo: cristhianlema29@gmail.com Orcid: https://orcid.org/0000-0001-8089-8874

Índice

RESUMEN

El objetivo fue evaluar la calidad de los huevos comerciales de codorniz en el cantón La Troncal – Ecuador con respecto a las variables (análisis físico externo y análisis físico interno), analizando un total de 1200 huevos (Parroquia La Troncal 400 huevos; Parroquia Manuel de J. Calle 400 huevos y Parroquia Pancho Negro 400 huevos). El análisis estadístico se realizó mediante un estudio univariante en un análisis estadístico descriptivo, estudiando individualmente cada una de las variables por parroquia, posteriormente se realizó una separación de medias utilizando la prueba de Tukey con ($p < 0.05$) en un Arreglo Factorial utilizando un Diseño Completamente al Azar (DCA), las pruebas se realizaron con la ayuda del programa estadístico InfoStaf versión 2019. Los resultados mostraron diferencias significativas para las distintas variables estudiadas. Concluyendo que estas diferencias presentadas podrían darse por la variación genética de codornices que existen en la zona y entre otros factores como la edad de las aves, el tipo de alimentación que reciben y durante la post-puesta el transporte, el tiempo de almacenamiento hasta llegar al consumidor final, junto con las condiciones ambientales de almacenamiento que se les prestaron a los huevos.

Palabras Claves: Análisis físico, calidad, codorniz, comercial, huevo.

INTRODUCCIÓN

El mercado interno de la producción de huevos de codorniz se incrementó en los últimos años de manera exponencial, al calor de una demanda sostenida fruto de la difusión de sus numerosas bondades. Un huevo de codorniz equivale en proteínas y vitaminas a un vaso de 100 cm³ de leche y contiene mayor cantidad de hierro por su elevada riqueza en minerales y vitaminas y posee un 97% de digestibilidad y un mínimo contenido de colesterol, el consumo resulta indicado tanto para niños como para adultos, anciano y personas convalecientes (Benavides, J., & Augusto, D., 2011).

Las hembras son buenas productoras durante tres años aproximadamente. Después de este tiempo decrece la postura. La producción es de unos 300 huevos por año -24 cada 30 días y estos tienen un peso aproximadamente de 10 gramos. Al inicio, empiezan a poner huevos de diversos tamaños, alcanzando pesos que oscilan entre 1 g a 24 g, debido a que aún no pueden regular las hormonas involucradas en el proceso. En cuanto a la postura esta es una curva que inicia aprox. a los 40 días de edad para alcanzar su pico (86-90%) a los 90 días aprox. para mantenerse por 4-6 semanas aprox. en este nivel y de ahí en adelante ir descendiendo hasta establecerse en una meseta del 70% por otro periodo de tiempo y así empezar su descenso de postura (Espidea, L., 1999).

La codorniz supera a la gallina en muchos aspectos se puede esperar en un futuro no lejano la coturnicultura ocupe una gran importancia en la avicultura (Lucotte, G., 1999).

Problemática

Los huevos comerciales de codorniz (*Coturnix coturnix*) en el cantón La Troncal, en muchas ocasiones, no presentan la garantía suficiente en cuanto a su calidad física (interna y externa), muy posible por la falta de conocimiento en el ámbito nutricional y de manejo de sus productores y como no decirlo finalmente de sus expendedores, lo que hace que este producto pierda acogida al momento de interesarle comprar a los consumidores.

JUSTIFICACIÓN

El aporte alimenticio tanto la carne como sus huevos de la codorniz son de alto valor nutritivo y proteico y energético, razones por las cuales la crianza de ésta ave crece cada día en nuestro país teniendo alguno aspectos favorables para su producción avícola como son: rapidez en desarrollarse crecimiento acelerado resistencia a las enfermedades, el bajo costo en comparación con otras aves de explotación avícola ocupa poco espacio para su desarrollo y su alta producción de huevos hacen que esta ave este ocupando un lugar importante en la explotación avícola (Benavides, J., & Augusto, D., 2011).

Las características de calidad del huevo en la codorniz están influenciadas por factores ambientales, nutricionales, manejo y sanidad (Nery, V., et al, 2008). La calidad del huevo es influenciada por diversos factores incluyendo el estrés calórico. Los problemas de la calidad del huevo pueden tener riesgos para la salud y afectar a la confianza de los consumidores en la calidad y seguridad de los productos derivados (Melo, T., et al, 2008). Las pérdidas en la industria por calidad del huevo suponen en Brasil millones de reales anualmente; aproximadamente el 7% del total de huevos presenta algún tipo de daño en la cáscara antes de llegar al consumidor, dificultando su comercialización (Ito, D., et al, 2006).

El mejoramiento en la calidad total del huevo, puede resultar en una mejora significativa para la industria en un mercado cada vez más competitivo. Los huevos representan 1% del de la facturación de los supermercados que comercializan entre 2 a 5 variedades del producto (Melo, T., et al, 2008).

La presente investigación tuvo como objeto, estudiar mediante un análisis físico interno y externo las características de los huevos comerciales de codorniz (*Coturnix coturnix*) en el cantón la Troncal – Cañar - Ecuador.

MARCO TEÓRICO

ANATOMÍA Y FISIOLOGÍA GENERAL DE LA CODORNIZ (Cordero, R. O., 2020)

Es necesario que el productor conozca aspectos básicos sobre la anatomía y fisiología de los animales; esto le ayuda a comprender cómo se deben alimentar, por qué de cierta manera y cómo manejarlas para obtener los mejores resultados en la crianza y para la economía de la empresa.

Clasificación taxonómica

Orden taxonómico de la codorniz	
Orden	Gallináceas
Familia	Phasianoidea
Especie	Coturnix coturnix
Subespecies	C. japónica, C.coreana, C. coturnix, C. faraona

Morfología externa

La codorniz ofrece un conjunto armónico delimitado por una elipse (curva cerrada), cuyas terminales corresponden a la cabeza y a la cola. Esta conformación corresponde a aves terrestres, que al mismo tiempo son voladoras, lo que les permite buscar refugio en el terreno, confundiéndose con su hábitat. La conformación elíptica les proporciona largas alas con potentes plumas remeras, condición que permite un vuelo rápido y de veloz arranque. En líneas generales, la codorniz tiene un tipo aerodinámico, de porte elegante, con perfiles suaves y que facilita su movilidad cerca de la tierra.

Aparato digestivo

Boca: este aparato está formado por el pico, que actúa a manera de tijera y tiene la función fisiológica de la aprehensión de alimentos.

Esófago y buche: el esófago de la codorniz tiene una longitud de 10 a 14 cm. El buche es una dilatación del estómago cuya finalidad es la de almacenar alimentos. Es grande en los polluelos en las codornices criadas en cautividad. Presenta un menor desarrollo y muestra hipertrofias cuando son alimentadas con mezclas de harina.

Proventrículo y molleja: es el verdadero estómago. Tiene forma fusiforme y el desarrollo está relacionado con el régimen alimentario. La molleja es un órgano redondeado y de paredes fuertemente musculares con movimientos para triturar los alimentos.

Hígado y vesícula biliar: es grande y bilobulado con conductos que se dirigen hacia el duodeno directamente a través de la vesícula biliar, cuya secreción es ácida, rica en amilasas y lipasas y, por lo tanto, eficiente en la digestión de grasas y proteínas.

Ciegos: se encuentran situados en el límite del intestino grueso y constituyen dos formaciones simétricas de igual longitud. Juegan un papel importante en la síntesis de vitamina B, cuando las condiciones biológicas son adecuadas.

Intestino delgado: es el segmento más largo del aparato digestivo.

Intestino grueso: es corto y no se puede diferenciar la línea de separación entre segmentos (colon y recto).

Cloaca: es un órgano que puede considerarse como vestíbulo del aparato genital (oviducto) y, a la vez, desembocadura del aparato digestivo y del aparato urinario. Por allí se evacúan los excrementos sólidos y líquidos durante la defecación y se prolapsa también el oviducto, acompañando al huevo hasta el exterior.

Oviducto: es un conducto largo y contorneado a lo largo del cual se va formando el huevo antes de ser expulsado por la cloaca. Sin embargo, el oviducto tiene un pobre desarrollo en las primeras semanas de vida y no se puede observar en forma macroscópica.

Ovarios: la codorniz, como las demás aves domésticas, presenta el desarrollo del ovario y oviducto izquierdo, quedando los del lado derecho como estructuras rudimentarias y no funcionales. El ovario se ubica en la parte superior de la cavidad abdominal, por delante y debajo de los riñones, y se relaciona cranealmente con los pulmones y caudalmente con la molleja.

Aparato respiratorio

Fosas nasales: las fosas nasales presentan dos aberturas externas situadas en la base del pico (valva superior). Las aberturas nasales están protegidas por finas plumas que actúan de filtro ante la penetración de partículas extrañas. Cuando el animal necesita una respiración rápida e intensa (disnea) abre el pico y practica la llamada respiración jadeante.

Laringe: comunica el paladar duro y, por tanto, las fosas nasales con la tráquea; limita con la faringe. Su papel principal es la conducción del aire.

Tráquea y siringe: la tráquea es un conducto paralelo al esófago que comunica la laringe con ambos pulmones y la siringe se localiza en la bifurcación de la tráquea. En estos órganos ocurre el fenómeno del canto.

Sistema bronquial: la estructura de los bronquios es elemental y comunican al tejido pulmonar con los sacos aéreos, a través de los cuales pasa el aire en ambas direcciones.

Pulmones: son los órganos principales de la función respiratoria. Están divididos en pequeños lóbulos conectados por los bronquios y éstos, a su vez, están comunicados con la tráquea. En la codorniz es típico el escaso desarrollo de los pulmones.

Sacos aéreos: son reservorios que conectan el aparato respiratorio. Tienen una gran importancia en la fisiología y rendimiento de la función respiratoria.

Aparato urinario y genital

Los órganos de los aparatos urinarios y genital están relacionados en las aves desde las primeras edades embrionarias. En la codorniz, la diferenciación sexual tiene lugar el día quinto de incubación, si bien el brote genital ya ha surgido dos días antes en el embrión.

Órganos de los sentidos

La vista: en la codorniz tiene un gran desarrollo. El ojo de la codorniz no es esférico, sino que ofrece una gran concavidad alrededor de la córnea. Respecto a la relación entre la iluminación y la conducta de las codornices, se ha demostrado que la iluminación del ambiente estimula su búsqueda de alimento.

El oído: es muy difícil señalar los límites de la capacidad auditiva en esta especie animal, aunque se tiene la impresión de que la sensibilidad auditiva es muy inferior a la de los mamíferos, es decir, no oyen por encima de frecuencias mayores a 400 Hz.

El gusto: parece ser que en la codorniz la selección de los alimentos se establece más por las sensaciones gustativas que por la impresión olfativa y táctil. Desde el punto de vista anatómico, se sabe que las codornices cuentan con formaciones llamadas 'botones gustativos', situados en la base de la lengua y la faringe y relacionados directamente con las glándulas salivales. Las formaciones gustativas aumentan en las aves domésticas y, de acuerdo con la edad, se acentúa la sensibilidad gustativa.

El olfato: el olfato de la codorniz se encuentra adecuadamente desarrollado, quizás más que en ninguna otra gallinácea, con el fin de colaborar en la ingestión del alimento y en la percepción de señales de alarma.

El tacto: en la codorniz se encuentra bien desarrollado este sentido, de forma tal que le permite al ave captar estímulos a distancia a través de las plumas.

ORIGEN DE LA CODORNIZ (Valle Muñoz, S. A., & Bustamante Castro, M. G., 2015).

La codorniz común (Coturnix coturnix), es un ave migratoria de Asia, África y Europa. Las especies más importantes son la codorniz europea o Coturnix coturnix coturnix y la codorniz asiática o japonesa Coturnix coturnix japónica, una subespecie que comúnmente emigraba entre Europa y Asia, eventualmente domesticada en China.

PRINCIPALES LÍNEAS DE CODORNICES (Cordero, R. O., 2020)

Hay en el mundo varias líneas de codornices (conocidas en inglés como "quail"), dentro de las cuales se encuentran las de producción de carne, producción de huevo, doble propósito y ornamentales.

En el caso de las codornices, es difícil hablar de razas puras, por lo que lo más común es hablar de líneas, de las cuales existe una gran cantidad de líneas o variedades; donde las más conocidas son: la Coturnix coturnix coturnix (producción de carne) y la Coturnix coturnix japonica (producción de huevo); Coturnix coturnix faraona , Coturnix coturnix corena y Colinus virginianus. Además, existe en la actualidad un sin número de líneas, híbridos, mutaciones y degeneración de individuos a causa de la elevada consanguinidad (reproducción entre parientes) e ingeniería genética, lo cual complica más su diferenciación.

Para producción de carne existen hoy varias líneas registradas, las más importantes siendo: la "Bobwhite", la "Texas Quail", la ""Giant Brown" y la "Giant White" (Coturnix coturnix). En un importante esfuerzo genético, los Estados Unidos han logrado desarrollar animales que alcanzan pesos en aves adultas cercanos a los 350 gramos.

La Coturnix coturnix coturnix: es la codorniz salvaje que anida en Europa y Asia y emigra en invierno a África, a Arabia y a la India. Esta es la codorniz citada en los textos bíblicos como el maná del pueblo hebreo. Es la codorniz más utilizada para la producción comercial de carne dado su gran peso corporal.

La Coturnix coturnix japonica: es la codorniz japonesa que anida en la isla de Sakhaline y en el archipiélago de Japón y emigra a Siam, a Indochina y a Taiwán. En la actualidad, esta subespecie es la que más se trabaja comercialmente para la obtención de huevos dada su alta productividad y multiplicación. Esta codorniz fue llevada a Estados Unidos en el siglo XIX como ave de uso en la investigación y uso decorativo, posteriormente alcanzó importancia en la industria avícola. Hoy por hoy es muy difícil encontrar Japónicas puras en el mundo, pues sus diferentes cruces con la "Pharaon" le han restado presencia. La hembra pesa entre 100 y 128 g. y el macho entre 90 y 110 g (es un poco más pequeño), llega a consumir entre 22 y 25 gr de concentrado por día. Cien codornices ponen entre 90 y 100 huevos diarios (90% en promedio).

Existe una variedad que se desliga de esta línea que es la Japónica Blanca, un ave con orígenes europeos y que da muy buen resultado en nuestro clima.

Cuando la Japónica es genéticamente pura y bien criada, debe tener posturas en el primer año de 300 huevos y un 50% del lote debe alcanzar los dos años y alcanzar un pico de postura mínimo de 90% y un promedio anual del 75%.

Coturnix coturnix faraona: Duplica el peso de la japónica y también su consumo; su puesta es menor. Se cría para producción de carne. La puesta comienza a los 35 días de vida y alcanza su máximo a los 45 a 50 días.

Coturnix coreana: Es la más pequeña de las anteriores y no se utiliza comercialmente.

Colinus virginianus (Codorniz bobwhite): Es una línea de codorniz principalmente utilizada para carne; su peso "a matadero" es de 180 a 240 gramos y alcanza la madurez sexual a los 120 o 140 días. Erróneamente, en Estados Unidos se denomina codorniz a la "Bobwhite Quail", la cual es criada por algunos granjeros con la finalidad de obtener carne. En la mayor parte de países de América Latina, se empezó a importar esta subespecie de los Estados Unidos a mediados de este siglo; los países de más tiempo en la actividad son Brasil y Argentina. Cuando están recién nacidas son de color blanco con negro un antifaz blanco en su cabeza. A las cuatro semanas pueden ser sexadas con gran facilidad, pues el antifaz se vuelve blanco con negro en los machos y color crema con negro en las hembras. Estos colores los mantendrán toda su vida. La codorniz bobwhaite lleva este nombre porque cuando está adulta emite un silbido en que claramente dice su nombre. Es un ave muy nerviosa y vuela con mucha facilidad, por lo que para cogerlas se debe utilizar la mano completa para poder aprisionar sus alas y en esa forma inmovilizarlas sin causarles daño

PRODUCCIÓN DE CODORNICES (Cordero, R. O., 2020)

La coturnicultura es el arte de mejorar y fomentar la cría de las codornices. Es una actividad en la que los animales se caracterizan por ser resistentes y de rápido crecimiento y, por tal motivo, requieren pocos cuidados.

La producción principal son huevos (bajos en grasa) y carne. Este tipo de explotación es, además, una actividad comercial flexible, que puede compaginarse con sistemas productivos tradicionales o convertirse en la actividad principal. Como otras aviculturas de las llamadas «alternativas», la explotación de la cría de codorniz puede ser una opción válida a una producción avícola tradicional (pollos de engorde y ponedoras) más que saturada en nuestro medio y con una situación compleja.

SISTEMAS DE PRODUCCIÓN (Cordero, R. O., 2020)

Se conocen tres sistemas de producción: extensivos, semi intensivos e intensivos, pero existen personas que ya hablan de los super intensivos (solo para ambientes controlados al 100%).

Extensivos o caseros

Los sistemas extensivos o sistemas caseros mantienen menos de 100 individuos por familia. Estos animales son confinados en pequeños corrales o jaulas tipo gallinero, pero con techo bajo; el piso puede ser de suelo y en ocasiones se le coloca virutas de madera para controlar la humedad, otros utilizan jaulas elevadas. La alimentación se basa en el aprovechamiento de los desechos caseros, en ocasiones reciben un poco de alimento concentrado. En cuanto al manejo sanitario, las aves dependen de la resistencia particular de ellas mismas, ya que no es común el uso de medicamentos. Su producción es principalmente para auto consumo familiar y en ocasiones se venden algunos productos o ejemplares entre los vecinos.

Semiintensivos o en jaulas colectivas

Se emplean jaulas elevadas. Se utilizan cedazos de alta resistencia y adaptados para mantener sobre ellos este tipo de animales. El número de aves oscila desde 100 hasta 2000 individuos por explotación; se manejan por jaula grupos de 5 hasta 40 aves. La alimentación es manual y el suministro de agua automático. Se emplean baterías de producción de 150 a 300 aves, a 3 ó 6 niveles de cría. Se realiza control sanitario estricto (programa sanitario); a pesar de ser un sistema semiintensivo, sigue siendo manejado como un sistema de traspatio.

Intensivos o en jaulas individuales

Este sistema emplea jaulas para grupos pequeños (5 a 10 individuos) y de alta densidad. El número de animales por granja supera las 2000 aves. Tanto la alimentación como el suministro de agua es automática; la producción por unidad de área es mayor. El ambiente es controlado, tanto su ventilación, temperatura y luminosidad.

LA CODORNIZ COMO ALIMENTO (Valle Muñoz, S. A., & Bustamante Castro, M. G., 2015).

Propiedades nutricionales de la carne de codorniz

La carne de codorniz es una de las menos calóricas porque apenas contiene grasa. Como todas las carnes, aporta proteínas de alto valor nutricional, hierro de fácil asimilación y vitaminas del grupo B que van a intervenir en las reacciones metabólicas del organismo contribuyendo a mantener un buen estado nutricional, muscular y nervioso. Además, es una carne interesante para los que tienen colesterol elevado.

Es adecuada para la alimentación de niños y ancianos, de gran ayuda para aportar elementos indispensables a la dieta de convalecientes. En Oriente se le emplea para tratar enfermedades de carencia como raquitismo y deficiencia de crecimiento en los niños.

Propiedades nutricionales del huevo de codorniz

El huevo es un alimento completo, aunque para su mejor digestibilidad es recomendable que sea fresco e ingerido simultáneamente con hidratos de carbono.

Contiene dos elementos nutritivos que requiere el hombre y debido a la fácil digestibilidad de sus albúminas y grasas constituye un elemento de alto valor en la dieta humana, como ya se dijo contiene la misma cantidad de calorías, proteínas y vitaminas que 100 ml de leche. Su contenido lo aporta en hierro.

REPRODUCCIÓN (Valle Muñoz, S. A., & Bustamante Castro, M. G., 2015).

El inicio de la etapa reproductiva está marcado por profundos cambios fisiológicos que se piensa son disparados por algunos factores del ambiente. Este es uno de los capítulos más importantes, ya que del manejo reproductivo depende el desarrollo productivo y económico de la granja. Para maximizar las utilidades es necesario suplir los requerimientos mínimos de las aves, de lo contrario no se podrá superar la meta de producción.

Ambiente (Cordero, R. O., 2020)

Se entiende como el conjunto de factores biológicos y climáticos que caracterizan el medio en el cual se desarrolla un organismo. El productor de codornices debe procurar optimizar las condiciones ambientales con el objetivo de conseguir un adecuado desarrollo de la actividad; esto se logra mediante la protección de los animales contra las posibles amenazas físicas y biológicas a las que están expuestos.

Los factores relacionados con el bienestar de los animales son los siguientes:

- ✓ Temperatura
- ✓ Humedad
- ✓ Nivel de amoniaco en partes por millón (ppm)
- ✓ Ventilación
- ✓ Iluminación
- ✓ Volumen estático por m^3
- ✓ Densidad de aves por m^2.

Parámetros productivos (Cordero, R. O., 2020)

Los parámetros productivos expresan el potencial genético de las aves bajo diferentes condiciones ambientales y de manejo para producir crías, carne o huevo. Utilice la siguiente información como referencia a la hora de estimar la productividad de su empresa o futuro proyecto. Como recomendación, a la hora de realizar un estudio de prefactibilidad de un proyecto emplee siempre los parámetros más bajos, nunca los altos, ya que en el caso de que se presente alguna anomalía en la producción, el haber empleado el punto más bajo le permite contar con un espacio económico de seguridad. Los siguientes rendimientos productivos son obtenidos del promedio de diferentes granjas, que persiguen la rentabilidad del sistema.

Parámetros Productivos	
Características	**Parámetros**
Relación hembra macho	2 o 4:1
Edad al inicio de la puesta	35 a 45 días
Tiempo de postura	De 1 a 1.5 años
Horas para producir huevos	22
Peso promedio de un huevo	De 10 a 12 gramos
Huevos por año	200 a 300
Porcentaje de postura ideal	80 y 90%
Tiempo en días de incubación	14 y 16

Peso de los polluelos al nacer	De 6 a 7 gramos
Mortalidad nacimiento y desarrollo	10%
Mortalidad desarrollo engorde	5%
Mortalidad desarrollo postura	4%
Temperatura ideal para el desarrollo de las aves	18 y 24 °C
Consumo promedio de concentrado ave x día	20 a 30 gramos
Peso de las aves para matanza	100 y 120 gramos *Coturnix japónica* 180 a 240 *gramos Bubwhite*
Rendimiento en canal	Ebtre el 60 y 62%

Relación hembra-macho y fecundación (Cordero, R. O., 2020)

Para la producción de huevo fértil, la relación es de 3 hembras por macho (3:1) y en ocasiones hasta 4 hembras con un macho, el objetivo de ello es evitar favoritismos de las hembras por los machos o viceversa y garantizar la fertilidad de los huevos. No conviene colocar grupos grandes de hembras con varios machos; esto provocaría que entre ellos pelearan por el territorio hasta que alguno matara a su adversario. Este tipo de conflictos genera pérdida de animales y disminución en los niveles de fertilidad. Por tanto, se colocan en jaulas individuales los grupos familiares de 5 aves (4 hembras y 1 macho) cuando se pretende obtener huevo fértil. En la producción comercial de huevo para consumo (huevo no fértil), se colocan hasta 20 hembras en una jaula, sin macho, pues en este sistema el macho ya no es importante. Si hubiese algún macho entre las hembras y no nos hemos dado cuenta, se corre el riesgo de que algún huevo de consumo humano desarrolle un embrión, el cual será rechazado y, posteriormente, generará reclamo por parte del consumidor.

Recepción de la codorniz ponedora (Solla, S. A., 2018)

- ✓ Tener listas las jaulas de postura bien desinfectadas, bebederos con agua previamente tratada y comederos con alimento disponible.
- ✓ Suministrar en el agua de bebida vitaminas y electrolitos durante los primeros tres días de llegadas a la granja.
- ✓ Pisos del galpón secos y desinfectados, igualmente paredes y cortinas.

Madurez sexual (Solla, S. A., 2018)

Las codornices alcanzan su madurez sexual a partir de la cuarta semana de vida, comienzan postura a los 38 días de edad, alcanzando su pico de producción a las 9 semanas (68 días aproximadamente), con producciones entre 94% y 95%.

Características nutricionales de los huevos y la carne de codorniz (Cordero, R. O., 2020)

Las codornices son precoces en la producción de huevos, con un alto valor nutritivo en proteínas, vitaminas y minerales, en particular, la vitamina "D" que fija el calcio en niños y adultos, y el hierro, por su alto contenido. El huevo de codorniz tiene un nivel inferior de colesterol (un porcentaje bajo) en comparación con el huevo de gallina. En los cuadros 1 y 2 se detalla la composición y el valor nutricional de los huevos de codorniz.

Producción de huevos (Solla, S. A., 2018)

Comercialmente las codornices producen un año, posteriormente entran en muda iniciando un segundo periodo de postura el cual no alcanza los niveles de productividad del primero afectando la rentabilidad.

En el pico de producción una codorniz puede llegar alcanzar el 94% –95% de postura, si el pico de postura es alto, entonces la postura decrecerá lentamente durante el año, pero si no es bueno, la postura decrecerá rápidamente.

Es importante que mida el porcentaje de producción de cada uno de sus lotes de codornices ponedoras semanalmente, para esto es vital llevar registros de producción de huevo, mortalidad y consumo de alimento.

Manejo del huevo (Cordero, R. O., 2020)

El manejo del huevo es una actividad muy importante en este proceso; recuerde que es el producto principal que se ofrece al mercado y como tal, debe ser exhibido en las mejores condiciones; ello garantiza su permanencia en un ámbito cada vez más competitivo. Por lo tanto, para cumplir con lo anterior es necesario considerar cada uno de los siguientes aspectos:

Momento para recoger los huevos

Los huevos de codorniz se recogen por lo general una vez al día, pero hay productores que lo hacen hasta tres o más veces al día; ellos aducen que así evitan que se quiebren o sean picados por las aves, eso sí, acostumbran a las aves a que la colecta se realiza en horas fijas o preestablecidas. Es mejor realizar la colecta después de dar de comer a las aves, lo cual ocurre en la mañana; pero algunos productores la alimentan en la tarde, ya que aseguran que es el momento en que la mayoría de las codornices ponen y así ellos aprovechan para realizar dos labores al mismo tiempo.

Manera de realizar la recolección de los huevos

La recolección de los huevos se realiza de forma ordenada e iniciando siempre por el mismo sitio. Es mejor, que sea siempre, la misma persona la que realice esta labor. El operador debe procurar llevar un uniforme de color claro, para que las aves lo reconozcan de largo y así no se asusten a su llegada.

El conteo de los huevos debe realizarse de manera rutinaria y sistematizada, ya que es necesario para llevar el control de la producción de la granja, por lo tanto, es de carácter obligatorio el mantener registros de la producción, los cuales son la única herramienta con la que el productor dispone para determinar la rentabilidad de su proyecto.

Ejemplo matemático para estimar porcentaje de postura: Si tenemos 100 aves en producción y recolectamos 90 huevos ese día, el porcentaje de postura es de un 90%, lo que indica una buena producción al compararla con los parámetros productivos promedio. En el caso de que la cantidad de huevos baje a un 60%, es posible que se deba a problemas de manejo, cambios ambientales, cambio en la dieta o por edad fisiológica, por lo que se deben realizar modificaciones en el sistema productivo para corregir la baja producción.

El porcentaje de postura se calcula de forma diaria y al final del ciclo. Debe ser este mayor al 85% al final del ciclo de postura, porcentajes inferiores al anterior indican que el grupo de aves fue de baja productividad o rendimiento.

Los huevos se recogen en jabas o cajas de plástico y se almacenan en ambiente controlado a una temperatura ideal de 10°C (huevos para consumo humano). Una temperatura mayor reduciría el tiempo de conservación de los huevos. Recuerde que estos lugares deben mantenerse limpios, secos y protegidos de los rayos directos del sol.

Durante la recolección y selección de los huevos, aparecen huevos dañados por diversos motivos como, por ejemplo: exceso de calor o estrés (huevos deformes o picados) por un defecto en la pendiente de las jaulas (huevos rotos o rajados), picados por las aves, entre otros. Por lo anterior, es importante identificar el problema y resolverlo rápidamente para evitar más pérdidas. Entre las alternativas de solución se tienen las siguientes:

- ✓ Control de la temperatura.
- ✓ Control de los factores externos que causan molestias a las aves.
- ✓ Modificar la posición o diseño de las jaulas.
- ✓ Aumentar el número de colectas de huevos por día.
- ✓ Al recolectar huevos, no acumule demasiados dentro de un mismo recipiente

Selección del huevo fértil para incubar

Como regla general, los huevos para incubar deben provenir de animales sanos y jóvenes. Para garantizar la calidad de los huevos, realice su recolección proceda de la siguiente manera:

- Recoja los huevos de aquellos animales seleccionados por sus ventajas en producción y en resistencia (animales que sobrepasan el promedio de producción de la granja).
- Seleccione las hembras cuya edad oscile entre los 6 y 10 meses (de 4 a 8 meses de postura), por encima o por debajo de esta edad se corre el riesgo de que resulten poco fértiles y escasamente sobrevivan.
- Tome en cuenta que el bajo peso al nacer, provoca la muerte de las crías, por debilidad, lo cual es frecuente.
- Recoja los huevos varias veces al día para evitar el problema de quebraduras (entre 2 y 3 veces).
- Utilice bandejas de cartón para recoger los huevos y evite el uso de recipientes plásticos, donde normalmente se juntan gran cantidad de huevos y se corre el riesgo de que se quiebren.

- Coloque los huevos en las bandejas o cartones con la punta hacia abajo, de modo que la parte redondeada quede hacia arriba. En esta última se localiza la cámara de aire (compartimiento para el intercambio gaseoso del embrión con el ambiente exterior del huevo).
- Conserve los huevos en un lugar fresco y ventilado, preferiblemente a una temperatura inferior a los 19°C, pero mayor de 17°C (huevos para incubación).
- Vigile que la humedad relativa del local permanezca entre un 75% y un 85%.
- No deje los huevos expuestos al sol.
- No deje los huevos por más de una semana sin incubar.
- Los huevos deben pesar como mínimo de 9,5 a 12, pero este peso puede variar dependiendo de la raza, parámetros de selección y de la alimentación de los animales. Para clasificarlos por peso utilice una romana graduada en gramos; si no dispone de la romana clasifique los huevos utilizando un cedazo de 2.54 cm x 2.54 cm (de pulgada); los huevos se esparcen sobre el cedazo con cuidado; los huevos que pasen a través del cedazo son descartados para la incubación.
- En trabajos de investigación, se encontró una relación directa entre el peso de los huevos y la supervivencia de las crías, y es que el peso constituye un criterio de selección a la hora de escoger los huevos para incubación.
- Los huevos que cumplen con la anterior condición deben, además, estar libres de rajaduras.
- El color de los huevos debe ser brillante (no opaco); la cáscara debe ser completamente lisa, sin ninguna aspereza. Deseche cualquier huevo poroso o deforme, ya que su fertilidad es casi nula.
- Como medida preventiva, limpie y desinfecte los huevos, cada vez que los recoja y los seleccione. Con este proceso, se elimina cualquier tipo de bacteria que pueda matar posteriormente al embrión.
- Coloque los huevos seleccionados y ya limpios en posición inclinada, de 30 a 45 grados, con el objeto de que no se les adhiera la membrana que los cubre. Esta posición deberá variarse cada 12 horas como mínimo.
- Después del sétimo día de mantener almacenados los huevos, los nacimientos decrecen un 1% por día los primeros cuatro días y un 2% a partir del décimo día después del almacenamiento.
- Después del día 14 de almacenamiento, la eclosión de los huevos es casi nula

Sistemas de incubación

La incubación es un proceso donde intervienen factores como la temperatura, la humedad, el movimiento del huevo y la ventilación, para el sano desarrollo de un embrión, hasta concluir con el nacimiento del polluelo. En el caso específico de las codornices, el tiempo de incubación oscila entre los 16 y 17 días, aproximadamente. Existen dos sistemas para incubar los huevos:

- Incubación natural
- Incubación artificial

Incubación natural

Este sistema es utilizado principalmente por productores pequeños (tipo extensivo o casero). Se emplean gallinas del tipo bantam o conocidas en nuestro medio como "jardineras"; algunos productores utilizan estas gallinas enanas, como incubadoras naturales; cada gallina puede incubar entre 10 y 15 huevos. Se recomienda no utilizar gallinas grandes pues por su peso, al salir del nido o entrar, quiebran los huevos.

Seleccione los huevos para incubación, para obtener mejores resultados de eclosión (nacimientos). Ubique el nido en un sitio tranquilo, protegido de los rigores de la intemperie; además coloque paja o virutas de madera seca para asegurar su comodidad. Deje cerca del nido agua fresca y alimento permanentemente, para evitar que la gallina abandone por mucho tiempo el nido. Mantenga la gallina dentro de una jaula para evitar el ingreso de depredadores. El cedazo de la jaula debe ser de abertura pequeña para impedir que las crías recién nacidas escapen por los agujeros (menor a 2,54 cm).

No moleste a la gallina durante los primeros días de incubación. Una vez nacidas las codornices, déjelas con la gallina por espacio de una o dos semanas, pero siempre encerradas en la jaula; después de este lapso vuelan y se pierden. Algunos productores solo mantienen a las crías uno o dos días con la madre sustituta, ya que aducen que se les dificulta el manejo dentro de la jaula y por ello prefieren trasladarlas a las criadoras, al segundo día de nacidas, como medida de precaución y manejo. Una criadora es una jaula donde se mantienen muchas aves pequeñas, donde se les provee de forma manual el agua, alimento, luz y temperatura necesaria para su desarrollo pleno y seguro hasta su etapa productiva.

Para incubar artificialmente los huevos se necesita de una incubadora mecánica; esta aloja gran cantidad de huevos al mismo tiempo (desde 100 hasta miles de ellos). Las incubadoras son aparatos que proveen de forma artificial, la temperatura, humedad, rotación y aireación ideal para el desarrollo satisfactorio de las aves. El uso de incubadoras es recomendable para granjas con más de 100 reproductoras, pero no es excluyente para grupos más pequeños de aves.

Tipos de incubadoras

Por lo general en sistemas de producción comercial, se emplean tanto incubadoras como nacedoras, estas últimas facilitan el nacimiento de las crías, en un medio más fresco y con mayor humedad; además, el uso de nacedoras evita que se ensucie o contamine la incubadora. Otra ventaja de utilizar ambos sistemas es que la nacedora no interrumpe el ciclo de incubación, debido a que equivale a tener dos incubadoras, lo cual reduce en 2 ó 3 días el ciclo de incubación. El inconveniente radica en que se necesita más espacio, mayor inversión en equipo y personal.

En general, existen dos tipos de incubadoras: horizontales y verticales.

Incubadoras horizontales

La mayoría de ellas tienen un solo nivel o bandeja de incubación. La capacidad de incubación varía de 25 a 100 huevos de gallina; en el caso de las codornices, un huevo de gallina equivale a 3 huevos de codorniz (dependiendo de la especie).

La mayoría de las incubadoras modernas cuentan con un sistema de volteo automático de los huevos, pero otras requieren del volteo manual. Todas poseen una resistencia eléctrica que genera calor y un termostato que regula la temperatura; además, en su interior se encuentra un recipiente para contener agua; esta simula el sudor de la madre durante la incubación al evaporarse y contribuye a regular la humedad interna. Estas máquinas son consideradas incubadoras de tipo casero.

Incubadoras verticales

Las incubadoras verticales son utilizadas para incubar grandes cantidades de huevos, ubicados en bandejas móviles dentro de ellas, que rotan o son volteados de manera automática. La regulación de la temperatura es electrónica, al igual que la de la humedad y el control de gases. Existen modelos con capacidad de incubar desde 100 huevos hasta miles de ellos (sistemas caseros e industriales). La siguiente Fotografía muestra una incubadora vertical con capacidad para 100 huevos de gallina o 300 huevos de codorniz; esta misma es utilizada en sistemas de producción casero o para la producción comercial en pequeña escala.

Factores por tomar en cuenta en la incubación

Entre los factores que afectan la incubación están los siguientes:

- La ubicación de la incubadora en un lugar aislado para evitar contaminaciones, alejada de ventanas abiertas para evitar cambios bruscos de temperatura (radiación solar), tampoco contra la pared, pues la circulación del aire se limita y esto provoca problemas el desarrollo normal de los embriones.
- La edad de las aves reproductoras, la cual debe ser aproximadamente de unos 6 a 10 meses. En el caso de un requerimiento inmediato por producir huevo fértil, utilice aves que tengan por lo menos un mes de haber iniciado la postura; de lo contrario, la fertilidad será sumamente baja.
- La edad de los huevos, ni muy viejos ni con mucho tiempo de almacenamiento (máximo 7 días).
- La condición de los reproductores debe ser el resultado de una adecuada alimentación.
- La revisión de los huevos antes de incubarlos (sucios y deformes).
- La contaminación del huevo debido a fisuras en la cáscara que no se ven.
- La falta o exceso de volteo de los huevos.
- La temperatura muy alta o muy variable durante la incubación.
- La muy baja humedad en la incubadora u, ocasionalmente, muy alta humedad.
- La ventilación apropiada.
- La provisión de oxígeno.
- La relación hembras por macho; el máximo son tres o cuatro hembras por macho.

- La utilización de los reproductores o hijos de los reproductores por un máximo de tres años (evitar que estén muy viejos o la consanguinidad).
- Los huevos en la incubadora siempre deben estar con la punta ancha hacia arriba, ya que ahí se encuentra la cámara de aire y los huevos necesitan respirar.

Proceso de incubación artificial

1. *Preparación de los huevos antes de su incubación:* Una vez considerados los aspectos anteriores, prosiga con la preparación de los huevos y de la incubadora para iniciar el proceso de incubación.

2. *Limpieza y desinfección de la incubadora*: limpie y desinfecte la incubadora cada vez que sale una camada; utilice productos no corrosivos.

3. *Desinfección de los huevos:* desinfecte los huevos antes de introducirlos en la incubadora, para ello existen varios métodos. Tenga precaución ya que algunos de ellos son peligrosos por su toxicidad; por lo tanto, sólo se aconseja como ejemplo el que presenta menor peligro y mayor seguridad de manejo, se llama Virkon S (Antek Internacional). Utilice el producto en cualquier momento, ya sea antes de incubarlos, asperjándolo diluido con agua fría o, estando en incubación, con agua tibia; la dosis es de 5 gramos por litro de agua.

4. *Precalentar la incubadora:* encienda la incubadora 24 a 48 horas antes de introducir los huevos; el objetivo de ello es regular la temperatura y evitar posibles variaciones, con los huevos ya dentro.

5. *Ingreso de los huevos en la incubadora*: introduzca los huevos en la incubadora cuando esta haya alcanzado una temperatura de 37,7°C y una humedad de bulbo, del 60 al 65%. Mantenga estas condiciones de temperatura y humedad durante toda la incubación (14 días); prevenga las interrupciones del fluido eléctrico ya que provocan la muerte de los embriones.

6. *Volteo de los huevos*: Los huevos deben ser colocados dentro de la incubadora sobre la bandeja especial que los mantiene con la punta angosta hacia abajo y que permite el volteo de los huevos durante el tiempo de incubación. Las incubadoras con volteo automático vienen reguladas; es frecuente el volteo cada hora o 1,5 horas (aproximadamente 18 giros/día). En el caso del volteo manual, se recomiendan de 6 a 8 giros por día.

7. *Revisión de los huevos durante la incubación*: Determine si los huevos que se incuban desarrollan un embrión o solamente están ocupando espacio dentro de la

incubadora. Para averiguar lo anterior, realice la "ovoscopia" o mirage, que consiste en ver el interior del huevo con la ayuda de un bombillo que refleja la luz a través del huevo, constatando si hay desarrollo del embrión o no. De manera sencilla y práctica, se utiliza un aparato que consiste en una caja de madera de 22 cm de fondo, pintada de negro en su interior, a la que se le coloca un bombillo de 75 watts. La caja cuenta con un hoyo ligeramente menor que el tamaño del huevo que se va a observar. Otra forma de revisar los huevos es empleando un pequeño foco o lámpara de mano; para ello cierre el puño de la mano y coloque el huevo en la parte superior del puño, formando un canal con la mano; debajo se coloca el foco, alumbrando a través del canal formado por la mano. Es el mismo procedimiento empleado en el ovoscopio. Realice la ovoscopia el noveno o décimo día, cuando los huevos que se ven claros internamente deben desecharse, pues no son fértiles. Eventualmente, los huevos infértiles pueden ser aprovechados para el consumo humano, como por ejemplo, para elaborar queques o pasteles. Un huevo fértil tiene diferente apariencia: a los nueve o diez días se le notan finas venas como pequeñas raíces que convergen hacia un centro oscuro. Un huevo con el centro oscuro, pero con un área totalmente clara alrededor indicará que el embrión está muerto, pues no se le observará ningún movimiento, ni venas que lo estén alimentando. Si usted tiene dudas, déjelo en la incubadora unos días más para una observación posterior.

8. ***Transferencia de los huevos a la nacedora***: la mayoría de los productores utilizan la incubadora como hacedora, lo cual permite el nacimiento de los polluelos dentro de ella, pero es mejor contar con una incubadora y una nacedora de manera independiente. Una nacedora consta de piso de cedazo que no permite que las patas de las codornices se atoren; los mismos cartones de huevos se emplean para colocarlos sobre el piso. La nacedora cuenta con una fuente de humedad (plato con agua) y una de calor (bombillos de 25 a 40 watts); dispone además de espacio suficiente para facilitar el nacimiento de los polluelos y la adecuada limpieza.

9. Después del día 14 los huevos de codorniz no deben girar.

10. Mantenga la temperatura en 37,22°C (0,5°C menos de temperatura) y la humedad entre el 65 y 75%, si bien otros autores recomiendan aumentar la humedad hasta el 90%, con ello se incrementa la humedad y facilita el desprendimiento del cascarón.

11. ***Nacimiento de los polluelos***: Una vez que inicia el nacimiento, la mayoría de los polluelos emergen en las primeras 24 horas. Son de apariencia amarillenta, con algunas franjas marrones y se asemejan a los pavitos, excepto por su tamaño (más pequeños). Luego del nacimiento, los polluelos pesan alrededor de 6 a 7 g; pero crecen rápidamente durante los primeros días de su vida.

12. ***Parámetros de eclosión***: cuantifique el comportamiento de los huevos en el proceso de incubación, cuántos huevos eran infértiles, cuántos eclosionaron (nacieron), cuántos polluelos murieron después del nacimiento, en fin, se trata de determinar la eficiencia del proceso. A manera de ejemplo, si se tiene un grupo de 100 hembras, donde el porcentaje de postura fue de un 95%, quiere decir que de 100 hembras solo pusieron por día 95 (95 x 100) /100 = 95 huevos. De los 95 huevos solo el 90% eran fértiles, esto quiere decir, que solo hubo 86 huevos fueron fértiles (95 x 90) /100 = 85.5 huevos fértiles). De estos 86 huevos fueron incubados, solo eclosionaron el 84%, es decir nacieron 72 polluelos vivos (86 x 84) /100= 72). Si usted analiza el ejemplo anterior, notará que la incubación presenta muchas variables que afectan directamente los resultados de la eclosión de los huevos.

Cuidado de las crías

Después de 14 a 17 días de incubación, nacen las codornices; a partir de este momento los cuidados deben ser esmerados para obtener la mayor supervivencia posible. A los tres días de nacidas, empiezan a aparecerles plumas de vuelo, y a las 4 semanas de edad, están completamente emplumadas. La etapa más difícil de la producción de codornices es el manejo y desarrollo de las crías. Una vez que han salido del huevo (eclosión), son de movimientos rápidos y de apetito voraz, por esa razón se les debe de facilitar suficiente agua en bebederos de sifón pequeño y concentrado, en canoas o platos adaptados a su tamaño. El alimento debe ofrecérseles 12 horas después de haber salido de la nacedora, esto con el objeto de que consuman todo el contenido del saco vitelino o área de reservas alimenticias del huevo.

Utilice jaulas con piso cubierto con virutas de madera o, con piso metálico; éste último es más higiénico, ya que las crías no entran en contacto con sus excretas y presenta menos problemas que con las crías en el piso. Por lo general, las jaulas de piso de metálico cuentan con una bandeja debajo del piso, lo cual facilita el retiro de las excretas.

Cría en baterías

Son jaulas metálicas, similares a las utilizadas para la cría de pollos, salvo que deben modificarse debido al pequeño tamaño de las codornices recién nacidas; estos pueden escapar o sentirse impedidos para caminar sobre el piso de la criadora. Coloque cedazo fino en los lados de la jaula, así como en el piso. Utilice alambre o cedazo cuadriculado números 3 ó 4.

La temperatura de la criadora durante los primeros 7 días debe oscilar entre los 35°C y 38°C; a partir de la cuarta semana en adelante ya no necesitan calor, salvo que estén en lugares cuya temperatura ambiente sea menor que los 20°C, en cuyo caso se mantendrán entre los 24 y 26°C.

La estructura es de madera y cuenta con piso de cedazo metálico. La bombilla ubicada en la parte superior de la criadora proporciona el calor necesario para el desarrollo de los polluelos. Es indispensable que la criadora disponga de alimento y agua en forma permanente. Coloque sobre los comederos cedazo metálico de una pulgada por una pulgada cuadrada (2.54cm x 2.54 cm); la idea de ello es reducir el desperdicio de alimento por los polluelos, este cedazo evita que ellos escarben y tiren el concentrado por todos lados.   El suministro de agua debe ser constante durante la primera semana. Coloque dentro de los bebederos pequeñas piedrecillas, para evitar que cuando se metan en él, se puedan ahogar. Como esta etapa es muy delicada, lave y desinfecte todos los días los bebederos y cámbieles el agua para evitar problemas digestivos o de contaminación.

En la primera semana se puede estimar que 200 codornices necesitan un metro cuadrado de criadora, en la segunda semana metro y medio de superficie y dos metros cuadrados para la tercera semana. A partir de este momento de pasan a las jaulas de reproducción según sea el caso; en las de reproducción una pareja un macho y dos hembras por compartimento y en las de ceba se acomodan de 4 a 5 ejemplares por sección para su engorde.

Las criadoras, en su parte baja, tienen un compartimiento para recolectar las excretas (cordonaza). Recoja las excretas y limpie de manera periódica esta sección, ya que es una fuente de contaminación y liberación de fuertes gases como el amoniaco. Las aves expuestas a los gases por períodos prolongados están en alto riesgo de sufrir problemas respiratorios y hasta la muerte.

Cría en piso

No es común criar codornices en piso debido a la gran cantidad de espacio que requiere este sistema. Es la opción más barata, pero la menos deseable para criar codornices. Entre las desventajas se tienen que las peleas aumentan, los huevos se ensucian con mayor facilidad, se dificulta el determinar cuáles reproductoras están poniendo y aumenta la incidencia de enfermedades y parásitos. Aun con un excelente manejo, las reproductoras criadas en pisos no producen como las mantenidas en jaulas.

En el caso de utilizar este sistema, primero limpie el local y desinféctelo; además, remójelo con agua y esparza cal como medida extra de protección contra bacterias. Cubra el piso del local con cáscara de arroz o viruta de madera, pero primero zarandee la cama para eliminar el polvo de ella. Éste puede afectar las vías respiratorias o contener sustancias tóxicas que afectarán a los polluelos. En esta etapa evite las corrientes de aire, coloque las aves en cuartos con paredes cerradas hasta una altura de 0.80 a 1 m; además, instale corrales de cartón o de lámina galvanizada de 1,5 a 2 m de diámetro, coloque sobre el corral cedazo para evitar el escape o que entren depredadores, además coloque un bombillo en medio de ellos para suplir de calor a los polluelos. Utilice bombillos infrarrojos o bombillos corrientes de 25 a 40 watts durante los primeros 15 a 21 días después del nacimiento. Coloque la fuente de calor a una altura de 30 a 50 cm, a partir del piso. Los polluelos son el mejor indicador de que lo que usted está haciendo es lo correcto; en el caso de que ellos se amontonen debajo de los bombillos es que les falta calor, por lo tanto, rebaje la altura, aumente la intensidad de los bombillos o cierre un poco más la criadora. Si los polluelos se alejan de los bombillos, es que la temperatura es excesiva, por lo tanto, aumente la altura de los bombillos o baje la intensidad de la luz.

No olvide que los polluelos requieren tener alimento a su disposición durante todo el tiempo y cambiarlas el agua diariamente. Finalmente, como medida de precaución evite la contaminación por agentes externos; no permita la entrada de personas extrañas en los cuartos de cría y mucho menos, acepte que manipulen las aves.

Diferenciación del sexo

La diferenciación sexual se basa principalmente en las características morfológicas del animal. Las codornices presentan un fenotipo para cada sexo; siendo posible determinar el sexo a los 21 días de nacidas con un 99% de seguridad y a los 17 días con un margen de error del 15%.

Cómo identificar las hembras

- El color de las plumas del pecho en las codornices hembras es el marrón claro, con manchas oscuras.
- En la base del pico inferior, las plumas de la codorniz hembra son de color blanco; las del macho, oscuras.
- Aunque es difícil diferenciarlo a simple vista, en la mayoría de los casos las hembras son 10 ó 20 gramos más pesadas que los machos a la misma edad.

Cómo identificar los machos

- Los machos tienen las plumas del pecho de color marrón claro sin las manchas que tienen las hembras, su color puede llegar a ser negrusco o marrón oscuro.
- Las hembras no cantan; los machos sí.
- Los machos son menos pesados que las hembras (a los 40 días los machos pesan entre 98 a 110 g).
- Los machos presentan una glándula cloacal (glándula paragenital) que segrega una sustancia blanca, espumosa, la cual es a partir de los 42 días de edad, o cuando son sexualmente activos. El canto es otra característica que diferencia al macho; este es corto y largo y resulta siendo muy útil a la hora de localizar un macho que por error se encuentra con un grupo de hembras dedicadas a la producción de huevo comercial. En este caso, es la mejor forma de detectar al macho entre cientos de codornices. Una vez reconocido su sexo, las codornices son llevadas a las jaulas de reproducción o de engorde, según sea el caso; en las de reproducción se colocan tres o cuatro hembras y un macho; en las de ceba, se acomodan de 4 a 5 ejemplares, para su engorde.

ALIMENTACIÓN DE LAS CODORNICES (Cordero, R. O., 2020)

Las codornices son aves con altos requerimientos nutricionales; al confinarlas son enteramente dependientes de su dueño. La mayoría de los productores utilizan formulaciones personales o simplemente compran alimentos balanceados para distribución comercial, los cuales en su mayoría son insuficientes para suplir los requerimientos específicos de la especie, por lo que los rendimientos productivos no son los ideales económicamente hablando, ni en el área de postura ni en la de engorde.

Determinación de las necesidades nutricionales de las codornices por etapa de desarrollo

Las necesidades nutricionales de las codornices deben ser suplidas en la medida de lo posible y de forma acorde con las etapas de crecimiento y producción. Las etapas de crecimiento y producción son las siguientes:

- ✓ *Inicio*: de un día de nacidos hasta la tercera semana.
- ✓ *Desarrollo*: de la cuarta semana hasta la sexta.
- ✓ *Engorde*: de la sexta semana hasta su ingreso en el matadero.
- ✓ *Postura*: inicia dos o tres semanas antes de que el ave expulsa los huevos o, como mínimo, cuando la producción ha llegado a un 5%.

En el mercado nacional no existe hasta el momento un concentrado específico para codornices, esto a causa del poco volumen consumido por esta especie, razón por la cual, no es rentable para las fábricas producir este tipo de alimento. La condición anterior obliga a los productores a emplear alimento balanceado para gallinas o pollos. Para mejorar la calidad del alimento comercial consumido, es necesario reformularlo y agregarle suplementos, bloques minerales o premezclas de vitaminas y minerales.

A la hora de formular una dieta, se requieren más de 40 nutrientes para lograr la alimentación óptima de las aves, los cuales deben proporcionarles los requerimientos de energía, proteína, grasa, fibra, vitaminas y minerales.

Energía: es necesaria para llevar a cabo las principales funciones metabólicas. Se necesitan entre 2800 y 3150 kilocalorías de energía metabolizable por kilogramo de peso vivo. Las principales fuentes de energía se encuentran en los granos y cereales. **Proteínas**: proveen los aminoácidos para el crecimiento del tejido y para la producción del huevo. Se requiere entre un 17% y un 27% de proteína de acuerdo a la etapa de desarrollo del ave.

Vitaminas: son compuestos orgánicos requeridos en cantidades muy pequeñas para el normal desenvolvimiento del ave.

Vitamina A: esencial para la visión, producción de huevos y reproducción.

Vitamina D: facilita la absorción de calcio y fósforo.

Vitamina E: la deficiencia de esta produce una enfermedad del sistema nervioso conocida como "enfermedad del pollo loco" (encefalomielitis); es esencial para un buen comportamiento reproductivo de las aves.

Vitamina K: es importante para la síntesis de un elemento necesario para la coagulación de la sangre.

Vitaminas del complejo B: son indispensables para conseguir un crecimiento óptimo del animal; se encuentran distribuidas en los diversos granos y cereales.

Minerales: calcio, fósforo, potasio, magnesio y sal (NaCl).

Grasas: cumplen una función energética análoga a los carbohidratos. Las raciones alimenticias para las codornices no deben pasar del 3% al 5%, para un adecuado desarrollo.

Fibra: se recomienda utilizar un mínimo de 3% y un máximo de 8%.

Programa de alimentación (Solla, S. A., 2018)

Para aves en producción recomendamos el uso de codornices postura, es un alimento para codornices confinadas en piso o jaula, en su fase de producción de huevos desde los 38 días de vida hasta el final de la fase producción. Codornices postura contiene 23% de proteína, lo cual asegura excelentes picos de producción, cáscaras bien pigmentadas y una prolongada vida útil del ave.

Asegúrese de empezar a utilizarlo en las edades indicadas; 38 días de vida ya que usarlo antes, ocasionará problemas de prolapso al inicio de la producción, debido a que se estimulará una postura temprana en aves de bajo peso que no están preparadas para la fase productiva.

Composición	
Proteína mínimo	23.0%
Grasa mínimo	3.0%
Fibra máxima	6.0%
Cenizas máximo	15.0%
Humedad máxima	13.0%
Calcio mínimo	2.5%
Fósforo mínimo	0.8

Tipos de alimentos utilizados y sus características nutricionales

Como ya se mencionó anteriormente, en el mercado nacional no existe por el momento un concentrado específico para codornices. Tan sólo, en ocasiones especiales, la empresa Aguilar y Solís ha fabricado, por encargo un concentrado específico para este tipo de aves.

La mayoría de los productores utilizan el concentrado empleado para gallinas ponedoras y pollos de engorde; pero ellos mismos comentan que los rendimientos no son los mejores, lo cual perjudica la rentabilidad del sistema, pues no se alcanzan parámetros productivos ideales u óptimos.

Principales insumos utilizados en la alimentación de la codorniz

Fuentes energéticas

Maíz: posee un gran contenido energético y es rico en Xantofilas (pigmentos que le dan la coloración a la yema) las cuales favorecen la pigmentación del huevo.

Subproductos del trigo: son fuente de fibra, ricos en proteínas, vitaminas y minerales.

Melaza de caña de azúcar morena: es fuente de energía, altamente digestible y apetecible.

Leche en polvo: puede adicionarse para elevar el nivel energético y también el proteico.

Fuentes proteicas

Harina de pescado: su uso está recomendado en niveles del 10% al 15%.

Torta de soya (molida): posee un alto contenido de proteína.

Pasta de algodón: posee un elevado contenido de proteína.

Alfalfa deshidratada: aporta xantofilas en cantidades generalmente de 6 a 12 veces mayores que el maíz.

Suplementos de calcio y fósforo

Carbonato de calcio: es una fuente muy utilizada en alimentos balanceados; su aporte de calcio es del 38%.

Harina de huesos: es fuente de calcio y fósforo; aporte a un 37% del calcio y un 12% del fósforo. (Estos valores pueden variar según la especie animal que haya sido procesada).

ALOJAMIENTO EN JAULAS (Solla, S. A., 2018)

Se recomiendan módulos de 5 jaulas verticales en torre (una jaula encima de la otra) cada jaula de 2 compartimientos y en cada compartimiento 12 a 13 aves. Así serán de 24 a 26 aves por jaula y de 120 a 130 aves por modulo. Las jaulas horizontales también ubicadas en módulos de 6 pisos dotadas con bebedero de niple y comedero de canal.

Las jaulas deben ser metálicas para permitir una limpieza perfecta, Las rejillas del piso de las jaulas deben tener una abertura no menor de 10 milímetros, tampoco es recomendable que dicha abertura sea muy ancha ya que los animales pueden meter allí sus patas y lastimarse.

Para cada 1.000 aves en jaula se necesitan 35 metros cuadrados de galpón haciendo módulos de 5 pisos y dejando corredores de 1.25 metros de ancho entre las líneas de módulos.

Es conveniente emplear siempre el sistema de piso inclinado para facilitar la recolección de los huevos. Las bandejas estercoleras, así como los comederos plásticos son más recomendables que los metálicos ya que es más fácil su desinfección.

Recolección de Huevos para consumo

Los huevos de codorniz se recogen en tres oportunidades 6:00 p.m., 7:00 p.m. Y a primera hora del día siguiente antes de suministrar alimento. Se recomienda que sea después de dar de comer al ave. La recolección debe ser en forma ordenada y empezando siempre por el mismo sitio. Es mejor que sea siempre la misma persona la que realice este procedimiento.

Otras recomendaciones

Un punto de gran importancia, es la tranquilidad que debe reinar en las instalaciones de las ponedoras. Ideal recibir las ponedoras de 4 semanas de edad para lograr que tengan un periodo de adaptación antes de iniciar la postura.

Los trabajos diarios de revisión, limpieza y lavado de bebederos, evacuación de excrementos y recolección de huevos deben efectuarse a la misma hora, preferiblemente temprano en la mañana.

En algunos planteles se mantiene música en forma permanente en el interior del galpón, con el objetivo de disminuir la sensibilidad de las aves al stress por ruidos fuertes.

El peso corporal debe verificarse al recibo de las aves y verificar a la semana siguiente. Posteriormente seguir controlando el peso corporal cada 4 semanas. Los animales que se encuentren por debajo de peso con relación al último pesaje 10 o 15 gramos, deben alojarse en una jaula separada para crear un grupo homogéneo de recuperación. A los animales separados por bajo peso se les deberá suministrar durante cinco días vitaminas y electrolitos en el agua de bebida.

Es necesario evitar que las codornices para postura se ceben o engorden, para lograrlo es importante controlar su peso. Ideal mantener una sola edad por galpón de producción o en su defecto introducir aves para reposición con diferencia de edad que no sea mayor a 40 días, con esto logramos tener porcentajes de producción más parejos.

Producción de huevo (Cordero, R. O., 2020)

La codorniz ponedora es la hembra que fisiológicamente está preparada para iniciar la puesta de huevos; generalmente alcanza este momento entre los 35 y 45 días de edad. Al inicio, pone huevos de diversos tamaños, con pesos que oscilan entre 1 g a 24 g; esto se debe a que las hormonas involucradas en el proceso aún no están reguladas.

La postura se lleva a cabo durante la tarde o en horas de la noche; después de las 12 m.d. y hasta las 7 p.m. es cuando se presenta el mayor porcentaje de postura. Las primeras que ponen emiten un sonido particular que estimula a las otras, de ahí que en un lapso de 30 a 40 minutos pone el mayor porcentaje.

La codorniz incrementa su producción conforme crece. De los dos meses y medio a tres meses, la codorniz llega a su pico de postura, es decir, al nivel máximo de puesta de huevos durante su vida productiva. En este pico, una codorniz puede llegar a poner de 1 a 2 huevos diarios (el ciclo normal es de 22 horas por huevo) y mantiene este nivel de puesta por cuatro a seis semanas. Si el pico de postura es alto, entonces la postura decrecerá lentamente durante el año; pero si no es bueno, la postura decrecerá rápidamente. Para lograr un buen pico de postura se tiene que realizar un manejo excelente durante toda la etapa de crecimiento del ave. Cuando no se logran alcanzar buenos niveles productivos, la producción del lote decrece rápidamente y puede terminar el año con niveles inferiores al 40% de producción, no siendo rentable.

El hecho de que la postura disminuya a menos del 60%, le advierte a usted que ya no es rentable mantener el lote de aves. Determine, diariamente, el porcentaje de postura de cada uno de sus lotes de codornices ponedoras; este es un parámetro referencial que permite evaluar la productividad de las ponedoras. Para ello, divida la cantidad de huevos recogidos por día entre la cantidad de aves y lo multiplica por 100. Por ejemplo, si tenemos 1000 ponedoras en un lote y pusieron 900 huevos en un día, entonces su porcentaje de postura ese día será de 90%.

El siguiente gráfico muestra los niveles de postura de un lote de 380 codornices correspondientes a diferentes edades. Este gráfico es conocido como la curva de producción. Claramente, el lote empezó la postura a los 45 días (2% de postura), llegó a su pico de producción a los 120 días (93% de postura) y terminó el año con una postura promedio de 60%. Este ejemplo es ilustrativo, pero los datos no reflejan una óptima productividad. Los resultados corresponden a una mediana empresa, productora de codornices en Perú. Con cambios en la formulación de alimentos y en el sistema de crianza, se puede mejorar la productividad en un 30%.

Es muy útil, además, estimar la producción de huevos es un período determinado. Al estimar la producción de huevos, utilice promedios productivos, donde el promedio se define como la producción total de huevos entre los días de producción, posteriormente divida este resultado entre el total de codornices en postura, multiplicado por 100 obtiene el porcentaje de producción durante el período.

Ejemplo numérico: Si recogemos 20 000 huevos durante el período / 200 días de producción (período) = 100 huevos por día.

100 huevos por día /200 codornices en producción = 0,5 huevos por codorniz X 100% = 50% de postura como promedio durante el período.

Al definir los niveles de producción para realizar los cálculos financieros o de factibilidad, deben tener los pies sobre la tierra, ya que es muy fácil sobre estimar producciones y construir rápidamente castillos en el aire, lo que era una de las principales causas de mortalidad infantil entre las empresas. Por lo anterior, primero visite productores, comente con ellos sobre su proyecto y solicite consejo sobre su idea. Establezca parámetros acordes con la realidad nacional y mejórelos mediante la investigación y experiencia generada con la práctica. Lamentablemente, de 10 productores visitados, el promedio de producción diaria apenas superaba el 50% de postura, no era rentable.

Producción de huevos infértiles para consumo (Cordero, R. O., 2020)

Para producir huevos infértiles para consumo humano, no se requiere la presencia del macho, ya que los huevos infértiles se conservan mejor, debido a que no existe la posibilidad de que un embrión comience su desarrollo.

Al producir huevos para el consumo, las hembras se alojan en grupos de 30 a 40 aves por cada piso de la batería. El piso debe colocarse inclinado, con un 10% a un 12.5% de desnivel, el frente libre o con suficiente espacio para que los huevos salgan al exterior y caigan en el retén que tiene el fondo de la jaula; esto facilita la recogida. Los huevos se deben recolectar tres veces al día y hasta seis, en clima caliente, para evitar su daño.

Una vez recogidos los huevos, elimine los quebrados, limpie los sucios y almacene en un sitio fresco y limpio hasta el momento de su venta. Las hembras ponedoras no deben mantenerse más de dos años en producción. Al cabo de este tiempo, sacrifíquelas y véndalas para consumo.

Durante la recogida no maltrate los huevos, ya que cada huevo quebrado significa pérdidas para la granja. Analice medidas alternativas para procesar los huevos, como por ejemplo, el cocinarlos, pero debe hacerse rápido para evitar que se descompongan.

Doble propósito (Cordero, R. O., 2020)

Realmente, aunque las razas de codornices se han especializado en productoras de carne y en productoras de huevo para ambos fines los animales se sacrifican al final del ciclo. Lo importante es cuál de las alternativas es la más rentable: producir huevos o carne; esto dependerá directamente del mercado (oferta y demanda) y de la capacidad productiva de la granja.

Formación del huevo (Valle Muñoz, S. A., & Bustamante Castro, M. G., 2015).

El proceso de formación es complejo y comprende desde la ovulación hasta la puesta del huevo. Para que el huevo cumpla los requisitos de calidad, los numerosos componentes que lo integran deben ser sintetizados correctamente y deben disponerse en la secuencia, cantidad y orientación adecuada.

El éxito de este proceso de formación del huevo se basa en que las codornices sean alimentadas con nutrientes de alta calidad y mantenidas en situación de confort ambiental y óptimo estado sanitario.

El huevo es esencial en el proceso de reproducción. La codorniz selecta inicia la puesta de huevos hacia los 40 días de vida, tras un período de crecimiento y desarrollo adecuados que le permiten alcanzar la madurez sexual. El aparato reproductor de la hembra está formado por ovario y oviducto, resultando funcionales únicamente los izquierdos.

El ovario de codorniz contiene más de 3,000 óvulos microscópicos. De ellos, sólo un reducido número llegará a desarrollarse y constituir una yema.

La yema se desarrolla a partir de un óvulo rodeado por una membrana folicular muy vascularizada. La ovulación es el momento en el que la yema de mayor tamaño se libera del ovario, mediante la ruptura de la membrana folicular, y es depositada en el infundíbulo, primera estructura del oviducto.

El óvulo es fecundado específicamente en el infundíbulo. Los espermios son almacenados en este lugar y se van liberando al paso de la yema. El proceso de formación del huevo ocurre, exista fecundación o no.

Si el huevo es fecundado comienza el desarrollo de las primeras células, éste se detiene al momento de la postura (cuando sale el huevo), reiniciándose sólo si se dan las condiciones adecuadas de incubación (especialmente temperatura).

MORFOLOGÍA DEL HUEVO (Valle Muñoz, S. A., & Bustamante Castro, M. G., 2015).

Forma

El huevo es de forma ovoide en el 80% de los casos y excepcionalmente adquiere formas alargadas, redondeadas o tubulares, que en general son debidas a deficiencias en algunas partes del aparato genital y deben descartarse para la incubación.

Diámetro longitudinal	3,14 cm ± 0.12
Diámetro transversal	2,41 cm ±0.24
Correlación entre ancho y largo	0.36 cm

Peso y densidad

El peso normal de los huevos es de 10 g, no obstante, ofrece grandes oscilaciones que van de 2 a 5 g. El peso es importante para determinar las posibilidades de incubación, ya que está en relación al grosor de la cascara y resistencia a la rotura.

La densidad del huevo es también un factor importante para decidir su condición de incubabilidad. Este factor se relaciona con el tiempo que se tiene el huevo desde que fue puesto por la ponedora, pues la densidad disminuye entre los 10 y 21 días por interacción de otras variantes como la humedad del ambiente, temperatura, etc.

Color

La coloración depende de los pigmentos segregados en el segmento final del oviducto. Los pigmentos son una película que se adhiere a la cutícula de la cáscara y en general son manchas marrones distribuidas homogéneamente por todo el huevo. Son consideradas normales las manchas continuas con intervalos blancos o amarillentos.

Para consumo de alimento son normales los huevos con manchas pequeñas y puntiformes, totalmente blancos o manchados con aspecto de rayas. Los que presentan una superficie tersa y brillante porque demuestran tener una perfecta cutícula que los protege de la contaminación y deshidratación, se consideran los mejores huevos. Los huevos color mate, es decir sin brillo, no son buenos para la incubación porque en general han permanecido demasiado tiempo en la cloaca.

Resistencia

Este factor es de suma importancia porque de él dependen las posibilidades de transporte y manejo. La resistencia no es tanto una cualidad propia de la cáscara sino más bien de la membrana que la recubre interiormente, también depende de la cantidad de calcio, fósforo y vitaminas que consuman las ponedoras. El bajo consumo de magnesio reduce la resistencia de las roturas (tal como sucede con los huevos de gallina).

Es importante destacar que la rotura de la cáscara no implica descartar el huevo, ya que las fuertes membranas internas permiten su manejo y transporte, pero no sirven para incubar.

ESTRUCTURA DEL HUEVO (Valle Muñoz, S. A., & Bustamante Castro, M. G., 2015).

A través de la cáscara suceden los fenómenos de respiración, osificación y síntesis del embrión y comprende las partes ilustradas a continuación.

La cutícula presenta un grosor de 0.03 a 0.07mm, está atravesada por infinidad de poros, los más abundantes aparecen en la región de la cámara de aire. Funciona como una barrera biológica que impide la contaminación del huevo. La humedad y pérdida de agua a través de ella depende de la película lipoidea (aceitosa) que recubre el huevo y le da brillo.

Cáscara (propiamente dicha) está limitada externamente por la cutícula e internamente por las membranas terciarias. Presenta dos capas, una externa o esponjosa, de escaso desarrollo; y otra interna o mamilar. Su composición principal es el carbonato de calcio o calcita en cristales. La temperatura ambiente influye en el desarrollo de la cáscara, al igual la edad de la ponedora.

La relación entre el peso da le cáscara y el peso del huevo es de aproximadamente:

$$1.04 \times 10\text{-}4$$

- Peso medio del huevo: 9.6 g
- Peso medio de la cáscara: 1.003 mg

Las membranas ovulares: son dos láminas situadas bajo el plano calcáreo que sólo se separan al nivel del polo grueso formando la cámara de aire. La lámina externa está formada por queratina y la interna por mucina. Por su parte, la mucina se encuentra entre redes de esclero-proteína que le dan gran resistencia. La lámina externa se une a la cáscara mediante la penetración de sus fibras en ella.

Clara: También llamada albúmina. No proviene del ovario, sino del oviducto (segmento albuminoideo).

Se describen en ella 4 porciones que de afuera hacia adentro son: Clara fina 20%, Clara gruesa 30%, Chalazas (fracción de albumen de gran viscosidad que forman como tirabuzones a los costados de la yema) y capa chalacífera (representada por una fina película derivada de las chalazas).

La clara tiene gran valor nutritivo y además sirve como amortiguador para el embrión ante los movimientos de los huevos, es indispensable para su desarrollo; permite la posición correcta de la yema.

Yema: También llamada vitelo, es de origen ovárico, constituye el material del cual se nutre el embrión, junto a la yema se establecen el óvulo y las células que lo acompañan.

La yema está integrada por distintos estratos: yema blanca central y luego capas blancas y amarillas alternas que se distribuyen concéntricamente

Composición de los huevos

El huevo de codorniz tiene dentro todo lo necesario para la formación del cotupollo, es de gran riqueza proteica (15.6%), un contenido de agua (73.9%) y grasas (11%).

Procesamiento y sistemas de empaque para huevos de codorniz (Cordero, R. O., 2020)

Existen dos formas básicas para preparar los huevos de codorniz:

- ✓ Duros con cáscara.
- ✓ Duros descascarados y conservados en vinagre o escabeche.

Forma de preparar los huevos:

Huevos cocidos (huevos duros). Vierta en una olla, agregue suficiente agua y caliente hasta que hierva (punto de ebullición), después apague. Introduzca inmediatamente los huevos en el agua caliente por espacio de 5 a 8 minutos; posteriormente, retire los huevos con cuidado. Utilice un colador. Una vez fuera de la olla pélelos manualmente.

Los huevos de codorniz se venden de varias maneras:

Huevo fresco a granel: el productor entrega los huevos en maples abiertos (cajas plásticas), colocadas dentro de cajas de cartón o de plástico, debidamente acondicionadas para transportar los huevos. Estos huevos son entregados a un distribuidor para la venta local o nacional. Esta modalidad es utilizada en granjas que se encuentran alejadas de los centros de consumo o cuyo volumen no les permite desarrollar un sistema de distribución rentable.

Huevo fresco en maples (cajitas): primero se seleccionan por tamaño y forma y luego se colocan en maples de 1 docena (12 huevos) con la punta roma del huevo hacia arriba (cámara de aire), esta posición prolonga su frescura. Descarte los huevos rotos o los que tienen fisuras.

El maple tiene que ser de plástico cristal para darle mejor apariencia al producto. Esta modalidad es utilizada en granjas que se encuentran cerca de los centros de consumo. También es una alternativa válida en lugares donde no es posible establecer un criadero (zonas densamente pobladas).

Huevo duro y pelado, al natural o en escabeche, para góndolas: se procesan los huevos y se reparten en frascos con capacidad de 1,5 a 2 docenas, para consumo familiar (entre 18 y 24 huevos).

Es necesario esmerarse en lograr una presentación agradable, diseñando etiqueta y buscar los canales de comercialización adecuados para garantizar la venta del producto. Este tipo de presentación es solicitada principalmente por las amas de casa para consumo familiar o eventos especiales.

Huevo duro y pelado, al natural o en escabeche, para confiterías y restaurantes: se obtiene el producto y se reparte en envases de 180 a 200 huevos o en envases de 540 huevos para el consumo industrial. En este caso, el comprador no es el consumidor; por lo tanto, hay que priorizar el sabor del producto y la comodidad para el personal que lo utilizará en la preparación de los platos. Esta modalidad se desarrolla con las mismas características que la anterior.

Manejo del frío durante el procesamiento y la venta de los productos

Se debe cuidar de la conservación de los huevos, mediante su enfriamiento. El frío disminuye la velocidad de crecimiento de las bacterias, específicamente, de los organismos descomponedores, mas no la detiene. Como empresa es necesario garantizar la calidad e inocuidad de los alimentos vendidos; por lo tanto, los niveles de enfriamiento se deben mantener durante todo el proceso hasta que el producto llegue al consumidor final. A este control del frío se le llama "cadena de frío. Para ello, la carne se refrigera por debajo de los 5°C y los huevos frescos se guardan a una temperatura entre los 10°C y 17°C.

MÉTODOLOGÍA

Sitio de estudio

La investigación del análisis de la calidad del huevo comercial de codorniz se realizó en las tres parroquias del Cantón La Troncal de la Provincia de Cañar - Ecuador, geográficamente ubicado en las coordenadas: latitud sur 2°28'22" y 2°30'05"; longitud oeste 79°14'14" y 79°31'45". La jurisdicción cantonal abarca alrededor de 32.780 hectáreas subdivididas en la siguiente forma: Parroquia La Troncal 12.483,4 Has. Parroquia Manuel de J. Calle 3.746,8 Has. y Parroquia Pancho Negro 16.549,8 Has. La altitud oscila entre los 24 y los 200 m.s.n.m.. Presenta una temperatura promedio de 24.6°C., mínima de 20.9° y máxima de 29.2°C. (5. GAD Municipal La Troncal, 2020).

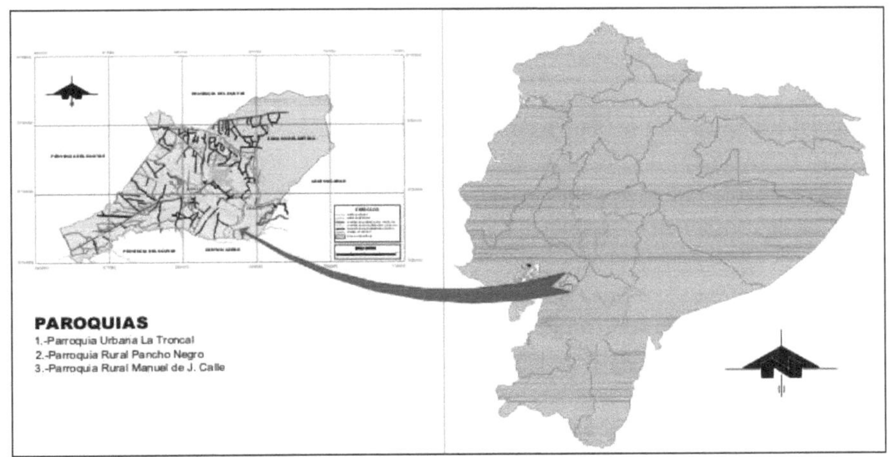

Figura 1. Ubicación Geográfica del Cantón La Troncal

Manejo del experimento. Para la recolección del material biológico se procedió a colectar un total de 1200 huevos comerciales de codorniz procedentes de las distintas parroquias del Cantón La Troncal: (Parroquia La Troncal 400 huevos; Parroquia Manuel de J. Calle 400 huevos y Parroquia Pancho Negro 400 huevos), donde se determinaron las siguientes variables:

a) *Análisis físico externo*: Forma del huevo; Color del cascarón; Peso del huevo (g); Diámetro longitudinal (cm); Diámetro transversal (cm); Índice morfológico (%);

Largo perimetral (cm); Ancho perimetral (cm); Peso del cascarón (g); Porcentaje de cáscara (%); Grosor de la cáscara en el polo ancho (mm); Grosor de la cáscara en el polo angosto (mm); Grosor de la cáscara en la zona ecuatorial (mm); Espesor del cascarón (mm).

b) *Análisis físico interno*: Color de la yema; Peso de la yema (g); Peso de la clara (g); Porcentaje de la yema (%); Porcentaje de la clara (%); pH de la clara; pH de la yema; Diámetro de la clara (cm); Diámetro de la yema (cm); Altura de la clara (cm); Altura de la yema (cm); Índice de la yema (%); Índice de la clara (%).

Una vez recolectados los huevos, se procedió a observar su forma, color del cascarón, los pesos fueron tomados en una balanza gramera digital marca CAMRY EK5055, con un calibrador vernier se midió el diámetro longitudinal y transversal del huevo, el diámetro de la clara y de la yema, también la altura de la clara y de la yema, el índice morfológico se lo obtuvo con la siguiente formula (Diámetro transversal del huevo/Diámetro longitudinal*100), con una cinta métrica se midió el largo y ancho perimetral del huevo, el porcentaje de la cáscara se obtuvo con la siguiente fórmula (Peso del Cascarón/Peso del Huevo*100), se utilizó un micrómetro digital con un nivel de precisión 0-1" 0.00005" Marca FOWLER N° 54-815 calibrado a un rango de hasta 2.5 centímetros para determinar el grosor de la cáscara en el polo ancho, polo angosto y línea ecuatorial, con el promedio de estos datos se estableció el espesor del cascarón, para obtener la coloración de la yema de huevo se requirió el abanico colorimétrico de DSM, el porcentaje de la yema se lo determinó con la fórmula (Peso de la yema/peso del huevo*100), el porcentaje de clara se estableció con la formula (Peso de la clara/peso del huevo*100), para medir el pH de la yema y clara se usaron tiras reactivas universales de pH, el índice de la yema se lo obtuvo con la formula (Altura de la yema/diámetro de la yema*100) y el índice de la clara con la formula (Altura de la clara/diámetro de la clara*100).

Para realizar el análisis estadístico de los resultados obtenidos de la calidad física interna y externa de los huevos comerciales de codorniz, se utilizó el estudio univariante, mediante un análisis estadístico descriptivo, estudiando individualmente cada una de las variables por parroquia, posteriormente se realizó una separación de medias utilizando la prueba de Tukey con (p<0.05) en un Arreglo Factorial para cada sitio de estudio (parroquia La Troncal, parroquia Manuel de J. Calle y parroquia Pancho Negro), utilizando un Diseño Completamente al Azar (DCA), las pruebas se realizaron con la ayuda del programa estadístico InfoStaf versión 2019.

RESULTADOS

La tabla 1, muestra los resultados obtenidos en el análisis de comparación de medias de las variables estudiadas en el análisis físico interno y externo de los huevos comerciales de codorniz entre las parroquias (La Troncal, Manuel J. Calle, Pancho Negro) del cantón La Troncal-Ecuador.

Se observaron diferencias significativas para las variables del análisis físico externo en todas las parroquias a excepción del Largo Perimetral (cm) del huevo. Para el análisis físico interno se observaron diferencias significativas para todas las variables en estudio en las distintas parroquias.

Se atribuye que estas diferencias presentadas, podrían darse por la variación genética de codornices existentes en la zona, entre otros factores que influyen en estas variaciones es la edad de las codornices, el tipo de alimentación y durante la post-puesta el tiempo de almacenamiento hasta llegar al consumidor final y las condiciones ambientales de almacenamiento que se le prestaron a los huevos.

Tabla 1. *Comparación de medias de las variables estudiadas en el análisis físico interno y externo de huevos comerciales de codornices entre las parroquias del cantón La Troncal-Ecuador.*

Variables	Parroquias del cantón La Troncal			E.E	C.V.
	La Troncal	Manuel J. Calle	Pancho Negro		
Análisis Físico Externo					
Peso del huevo (g)	11,92[a]	13,75[c]	12,69[b]	0,07	10,20
Diámetro longitudinal (cm)	3,25[a]	3,33[b]	3,32[b]	0,01	4,83
Diámetro transversal (cm)	2,51[a]	2,58[b]	2,29[b]	0,00	3,81
Índice morfológico (%)	77,56[ab]	77,46[a]	78,16[b]	0,19	4,96
Largo perimetral (cm)	9,32[a]	9,24[a]	9,56[a]	0,11	24,37
Ancho perimetral (cm)	8,04[a]	8,24[b]	8,55[c]	0,02	4,35
Peso del cascarón (g)	1,00[a]	1,01[b]	1,00[a]	0,00	6,40
Porcentaje de cáscara (%)	8,42[c]	7,47[a]	7,93[b]	0,05	12,51
Grosor cáscara polo ancho (mm)	0,04[a]	0,04[b]	0,04[c]	0,00	18,00
Grosor cáscara polo angosto (mm)	0,04[a]	0,04[b]	0,04[b]	0,00	18,82
Grosor cáscara zona ecuatorial (mm)	0,04[a]	0,04[b]	0,04[b]	0,00	38,47
Espesor del cascarón (mm)	0,04[a]	0,04[b]	0,04[c]	0,00	19,11
Análisis Físico Interno					
Color de la yema	4,62[a]	4,75[a]	7,69[b]	0,05	16,12
Peso de la clara (g)	6,12[a]	6,15[a]	6,35[b]	0,05	15,94
Peso de la yema (g)	4,80[a]	6,59[c]	5,34[b]	0,04	15,40
Porcentaje de la clara (%)	51,42[c]	44,48[a]	49,92[b]	0,27	11,30
Porcentaje de la yema (%)	40,02[a]	42,10[b]	38,07[c]	0,27	12,28
pH de la clara	9,50[a]	9,87[b]	9,92[b]	0,02	3,99
pH de la yema	9,44[a]	9,52[ab]	9,62[b]	0,03	6,03
Diámetro de la clara (cm)	5,50[b]	5,27[c]	5,65[a]	0,04	15,49
Diámetro de la yema (cm)	3,35[c]	3,16[b]	2,91[a]	0,02	9,91
Altura de la clara (cm)	0,33[a]	0,36[b]	0,41[c]	0,00	20,83
Altura de la yema (cm)	0,62[a]	0,73[b]	0,79[c]	0,01	18,39
Índice de la clara (%)	6,06[a]	7,07[b]	7,54[c]	0,10	28,46
Índice de la yema (%)	18,88[a]	23,43[b]	27,66[c]	0,29	24,73

a, **b** y **c** letras distintas en una misma hilera indican diferencias estadísticas según Tukey (0,05); **EE** error estándar de la media; **C.V.** coeficiente de variación.

La figura 2 muestra la clasificación del color de la cáscara de los huevos comerciales de codorniz por parroquias del cantón La Troncal. Del cual se observa una variabilidad en cuanto a su color, sin embargo, la coloración crema manchas café es la que se presenta mayormente para todas las parroquias evaluadas, pues la coloración de la cascara del huevo de codorniz se ve influenciada por la genética y el tipo de alimentación que tienen.

Figura 2. Clasificación del color de la cáscara de los huevos comerciales de codorniz por parroquias del cantón La Troncal.

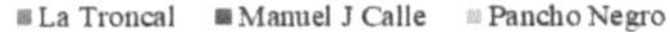

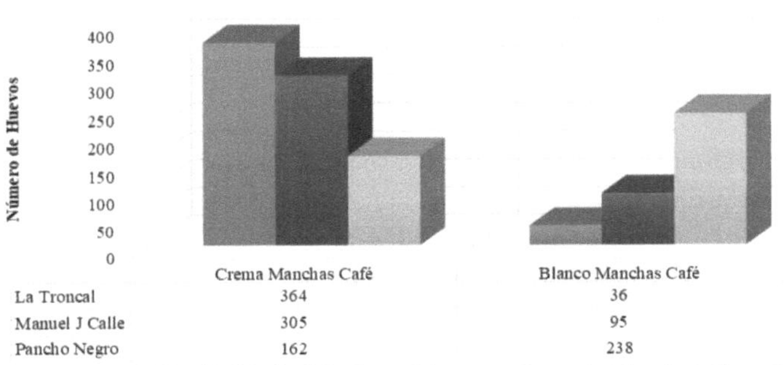

En la figura 3 se observa la clasificación de los huevos por su forma por parroquias del cantón La Troncal - Ecuador. Se observa que todos tienen una forma homogénea tipo ovoides, forma ideal para los huevos de codorniz.

Figura 3. *Clasificación de los huevos por su forma por parroquias del cantón La Troncal - Ecuador.*

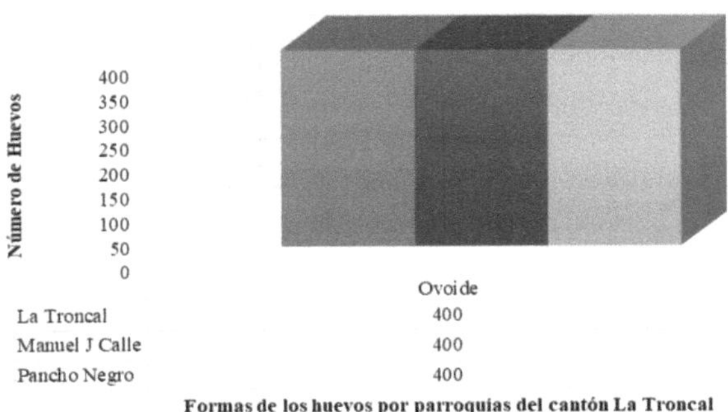

DISCUSIÓN

Moura, A. D., *et al.*, (2009), en su investigación indica que el peso promedio del huevo de codorniz es de 10.3 gramos y que este corresponde aproximadamente al 8% del peso vivo del ave. Lo que indica su excepcional capacidad de conversión alimenticia (Gómez Parada, 2013). Según, De Basilio V., (2005), manifiesta que las dimensiones de un huevo de codorniz son de un diámetro longitudinal de 3,14 cm.

Buenaño, J. P., (2016), revela que la clara representa el 46,21% del peso total del huevo, influyendo de manera directa en la calidad y el tamaño del mismo. El mismo autor sostiene que el porcentaje de la yema en el huevo de codorniz es de 42,33%, lo que nos dice es que un huevo de codorniz está conformado por un 43% de yema en su totalidad. Prado F., (2016) en su investigación logro observar un promedio de la pigmentación de la yema de 4.14.

Por otro lado, Quintanilla, G. J., (2012) reportó encontrar pesos del cascarón del huevo de codorniz con 1,0 gramos y un porcentaje de cáscara de 9,12 % al utilizar 4,3% de calcio de la dieta.

Sánchez, J. F. G., (2018), cita que el pH del huevo fresco de codorniz es de 7.9, y se incrementa cuando el huevo es almacenado llegando a tener un pH de hasta 9,5. El mismo autor indica que el aumento de pH se debe a la pérdida de bióxido de carbono a través de los poros del cascarón; esta pérdida es mayor a temperaturas elevadas porque la cutícula del cascarón se seca, ocasionando un aumento en el tamaño de sus poros y mayor pérdida de gases, por lo que se puede decir que se pierde la calidad del huevo.

Soto Muñoz, A. V., (2004), explica que la altura del albumen o clara depende del tiempo y temperatura de almacenamiento. El saco albuminoso decrece en altura, primero rápidamente y luego más lentamente, también dice que pierde firmeza tanto que se extiende por encima del área de ancho cuando el huevo es abierto. También acota que la altura de la clara y el pH no tienen relación en huevos frescos, pero la asociación llega a ser grande a medida que el período de almacenamiento aumenta.

Nery, V. L. H., *et al*, (2013), también nos dice que el alto valor de índice de clara densa indica mayor frescura del huevo, dado que hay una menor fluidificación de la clara es decir el huevo está menos degradado. Pues así, Soto Muñoz, A. V., (2004), manifiesta que el índice de yema se obtiene mediante la relación entre altura de la yema/diámetro de la

yema, un elevado índice de yema es indicio de un buen grado de frescura en huevos. El
índice de yema es un parámetro que informa sobre la forma ideal de la yema y su relación
con la frescura y calidad del huevo. Cuanto mayor sea el valor de este índice, mayor es la
frescura del huevo, ya que la yema se presenta más compacta.

Barbado, J., (2004), describe las particularidades del huevo de codorniz en cuanto a sus
características: *Morfología.-* Para describir el huevo de la codorniz tendremos en cuenta
los siguientes aspectos: *Forma.-* El huevo es de forma ovoidea en el 80% de los casos y
excepcionalmente adquiere formas alargadas, redondeadas o tubulares que en general son
debidas a deficiencias en algunas partes del aparato genital y deben descartarse para la
incubación. *Dimensiones.-* Se presentan valores promedio de diámetros longitudinales y
transversales de huevos normales, dando las dimensiones siguientes: Diámetro
longitudinal = 3.14 cm, Desviación típica = +- 0,12, Diámetro transversal = 2,41 cm.
Desviación típica = +- 0,24, Coeficiente de correlación longitudinal – anchura = 0,36,
Peso Promedio de 10 g/huevo, 6 huevos de codorniz equivalen en peso a uno de gallina.

El mismo autor indica que el *Color del huevo de codorniz.-* es muy pigmentado con
manchas de color marrón oscuro y brillante distribuidas más o menos homogéneas por
toda la superficie del huevo constituye el ideal para la incubación, y los restantes pueden
considerarse también normales para el consumo público. El color del huevo de la codorniz
depende del material pigmentado segregado por el tejido glandular situado en las
proximidades de la pseudovagina o segmento terminal del oviducto. Estructura:
Estructuralmente está integrado por: a) cáscara, b) albúmina o clara y c) yema o vítelo.
Yema 42,3 %; Clara 46,1 %; Membranas 1,4 %; Cáscara 10,2 %; Total 100.00 %.

CONCLUSION

En base a los resultados obtenidos con las muestras de huevos analizadas en la presente investigación, se concluye, que los huevos comerciales de codorniz en el cantón La troncal presentaron diferencias significativas estadísticamente para las distintas variables estudiadas en el análisis físico externo e interno.

Se atribuye que estas diferencias presentadas, podrían darse por la variación genética de las codornices que existen en la zona, otros factores son, la edad de las aves, el tipo de alimentación y durante la post-puesta el tiempo de almacenamiento hasta llegar al consumidor final, junto con las condiciones ambientales de almacenamiento que se les prestaron a los huevos.

REFERENCIA

Barbado, J. (2004), "Cría de codornices" 9na ED Editorial Albatros. Buenos Aires, Argentina Pp. 11, 13 – 17; 43 – 47.

Benavides, J., & Augusto, D. (2011). Niveles de calcio en la producción de huevos de codorniz (Coturnix coturnix japónica) (Bachelor's thesis, Quevedo: UTEQ).

Buenaño Buenaño, J. P. (2016). Producción de huevos de codorniz (Coturnixcoturnix japónica) utilizando dietas alimenticias enriquecidas con azolla (Azollaanabaena) (Bachelor'sthesis).

Cordero Salas, R. O. (2020). Codornices. Pág 1-227. Disponible en: http://repositorio.uned.ac.cr/multimedias/manejo_animales_granja/documentos/mo dulo_codorniz.pdf

De Basilio, V. 2005. Curso Taller Manejo de Codornices. Universidad Central de Venezuela, Facultad de Agronomía. Maracay, Venezuela. Disponible en: CD Formato digital.

Di Rienzo J.A., Casanoves F., Balzarini M.G., Gonzalez L., Tablada M., Robledo C.W. InfoStat versión 2019. Centro de Transferencia InfoStat, FCA, Universidad Nacional de Córdoba, Argentina. URL http://www.infostat.com.ar

Espidea, L. (1999). Efectos de la inclusión de aceite de palma africana (Elaeis guineensis) a tres niveles en la dieta sobre el comportamiento productivo y reproductivo de la codorniz (Coturnix coturnixjapónica) Tesis de Grado. Facultad de Agronomía, Universidad Central de Venezuela. Maracay; Venezuela. Pp. 86.

GAD Municipal La Troncal. (2020). Datos generales ciudad La Troncal. Disponible en: http://www.latroncal.gob.ec/WEB17/VARIOS/CIUDAD.PHP. Consultado: 01-05-2020

Gómez Parada, B. (2013). Prezi. Recuperado el 18 de Julio de 2018, de Historia de la codorniz. Disponible en: https://prezi.com/6gptrn_eiizy/historia-codorniz/

Ito, D., de Faria, D., Kuwano, E., Junqueira, O., & de Araujo, L. (2006). Efeitos do fracionamento do cálcio dietário e granulometria do calcário sobre o desempenho e qualidade dos ovos de poedeiras comerciais. Acta Scientiarum. *Animal Sciences, 28*(2), 187-195.

Lucotte. G, 1999. "Cría y explotación de la codorniz" St. 2da Ed. Editorial Mundi. Prensa Madrid España. Pp14-70; 99.

Melo, T., Ferreira, R., Oliveira, V., Carneiro, J., Moura, A., Silva, C., & Nery, V. (2008). Calidad del huevo de codornices utilizando harina de algas marinas y fosfato monoamónico. *Archivos de zootecnia, 57* (219), 313-319.

Moura, A. D., Soares, R. T. R. N., Fonseca, J. B., Mendonça, V. R. A., & Hurtado, N. V. L. (2009). Efecto de diferentes niveles dietéticos de lisina total sobre la calidad del huevo de codornices japonesas (Coturnix japónica). *Arch. Latinoam. Prod. Anim, 17*(3), 67-75.

Nery, V., Gonzalez, N., Murillo, G., & Granados, J. (2008). Efectos de la inclusión de ripio de harina de sangre sobre los parámetros productivos de codornices (coturnix coturnix japonica). *Orinoquia, 12*(1), 57-66.

Nery, V. L. H., Herrera, Y. M., & Gómez, D. A. (2013). Efecto del uso de la escama de pescado en la alimentación de codornices sobre la calidad del huevo. *Revista Citecsa, 4*(6), 59-69.

Prado Antayhua, F. A. (2016). Evaluacion del palillo (Curcuma longa) sobre la respuesta productiva, estabilidad oxidativa de yema y calidad de huevo de codornices japonesas.

Quintanilla, G. J. 2012. Nivel de calcio en la calidad del huevo de codorniz (Coturnix Coturnix japónica) en Santo Domingo de los Tsachilas. (Trabajo de grado). Universidad Técnica Estatal de Quevedo. Quevedo. 69p.

Sánchez, J. F. G., Sánchez, S. E. R., Vargas, I. C. G., Ramírez, F. H. C., & Unzón, H. (2018). Propiedades funcionales de las proteínas del huevo de codorniz y contenido nutrimental.

Solla, S. A. (2018). Las codornices. Dirección Nacional Avicultura Balanceados Solla S.A.. Disponible en: https://www.solla.com/sites/default/files/productos/secciones/adjuntos/manual-codornices-solla-2018.pdf

Soto Muñoz, A. V. (2004). Efecto del almacenamiento y edad de la ponedora sobre la calidad del huevo de codorniz (Coturnixconturnixjaponica).

Valle Muñoz, S. A., & Bustamante Castro, M. G. (2015). Manual: Crianza y manejo de codornices (Doctoral dissertation, Universidad Nacional Agraria, UNA).

ANEXOS

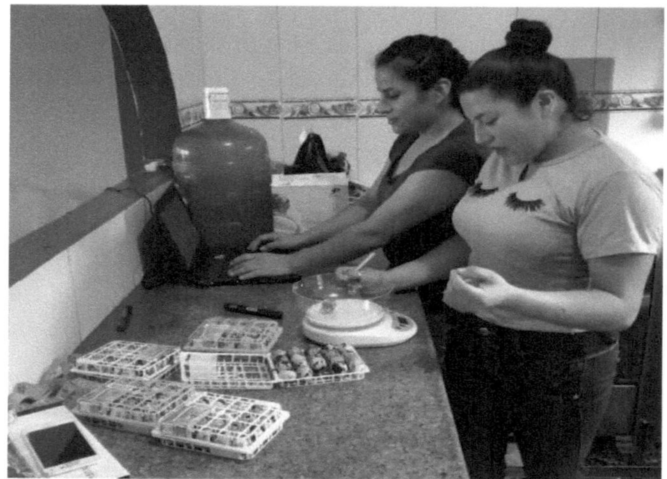

Anexo 1. Pesaje de los huevos

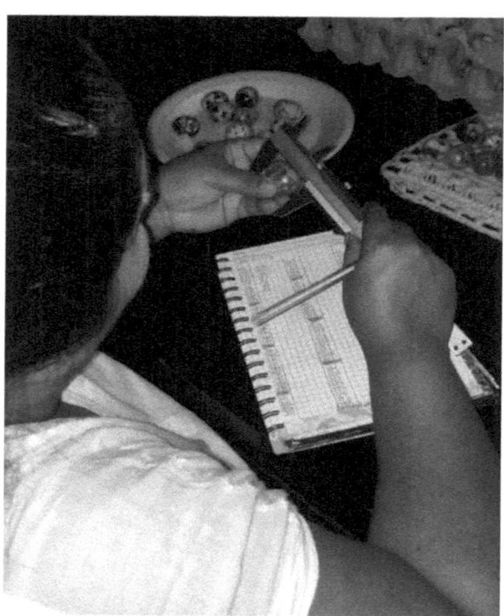

Anexo 2. Medición del diámetro longitudinal y transversal del huevo

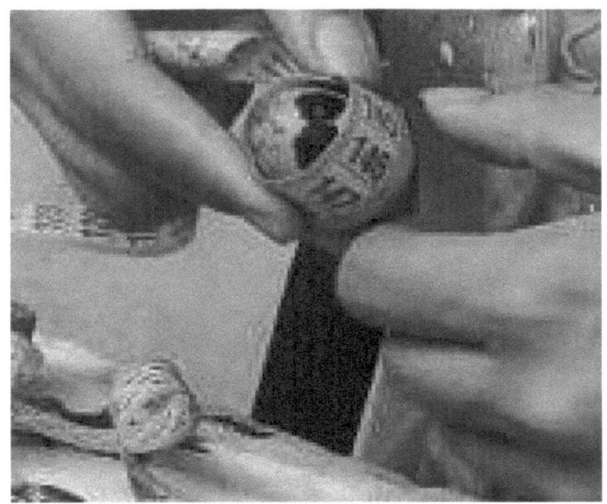

Anexo 3. Medición del largo y ancho perimetral del huevo

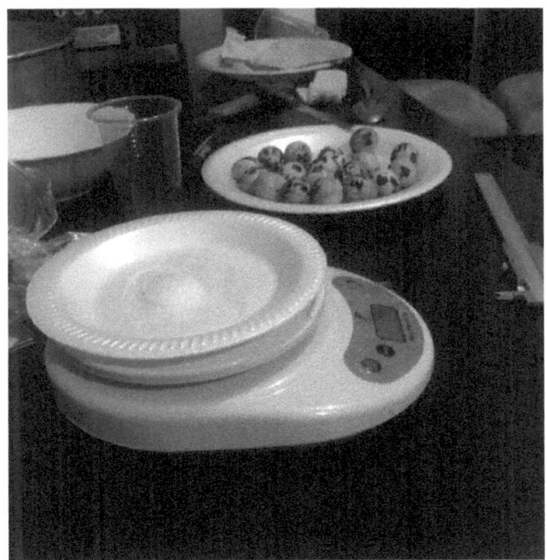

Anexo 4. Medición del peso de la clara y la yema del huevo

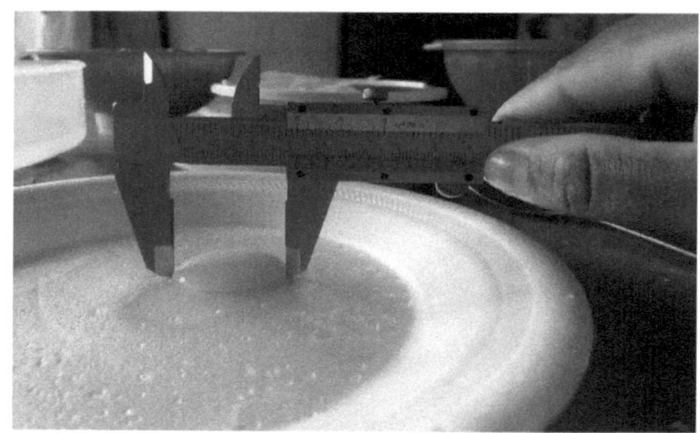

Anexo 5. Medición del diámetro de la yema

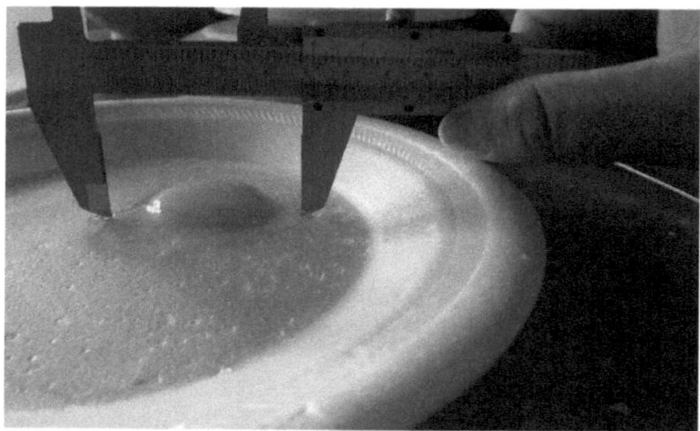

Anexo 6. Medición del diámetro de la clara

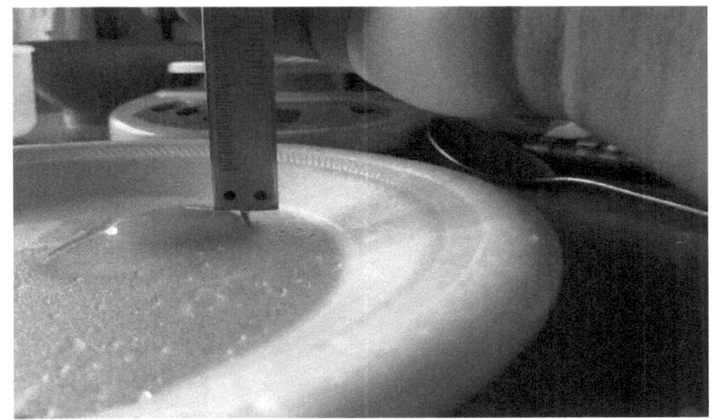

Anexo 7. Medición de la altura de yema

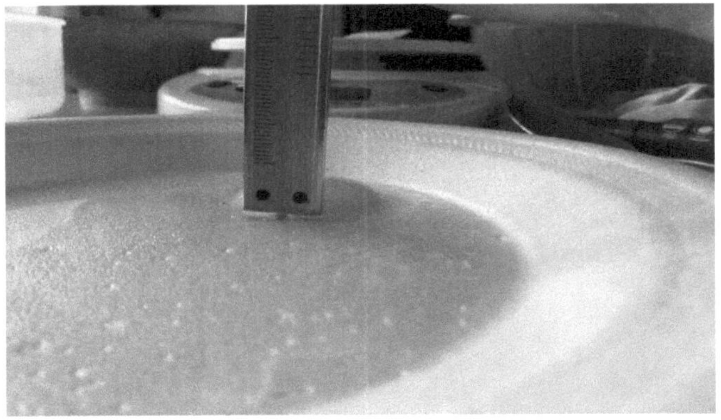

Anexo 8. Medición de la altura de la clara

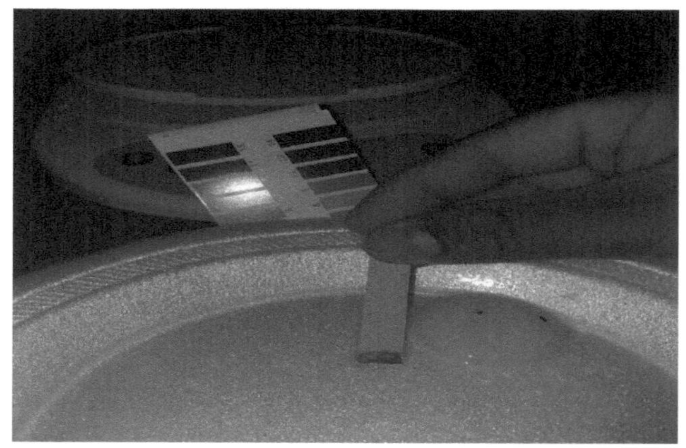

Anexo 9. Medición del pH de la clara y yema

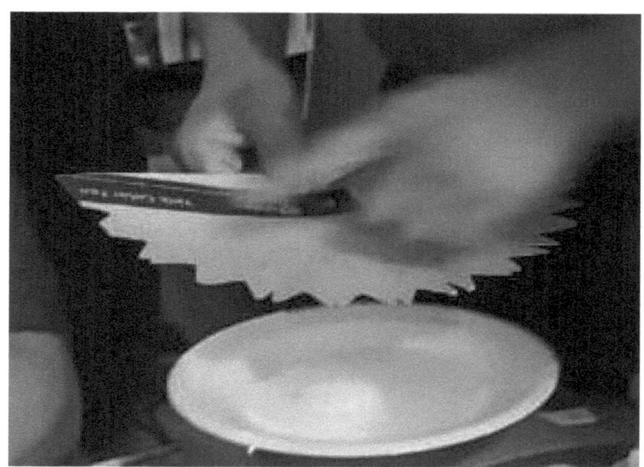

Anexo 10. Lectura de la pigmentación de la yema

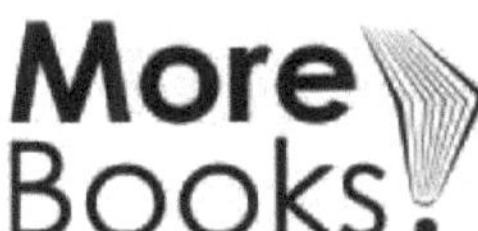

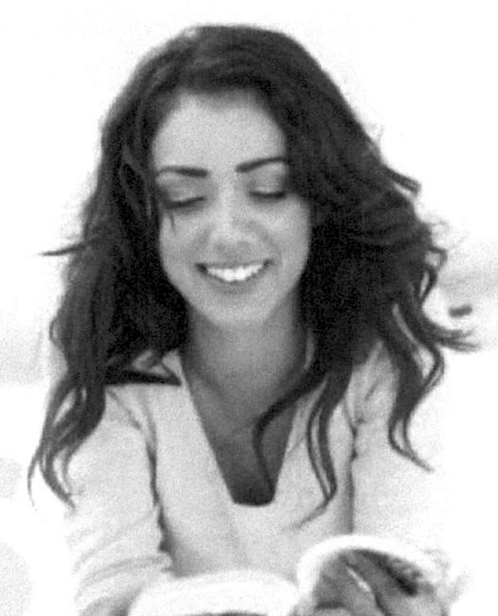

I want morebooks!

Buy your books fast and straightforward online - at one of world's fastest growing online book stores! Environmentally sound due to Print-on-Demand technologies.

Buy your books online at
www.morebooks.shop

¡Compre sus libros rápido y directo en internet, en una de las librerías en línea con mayor crecimiento en el mundo! Producción que protege el medio ambiente a través de las tecnologías de impresión bajo demanda.

Compre sus libros online en
www.morebooks.shop

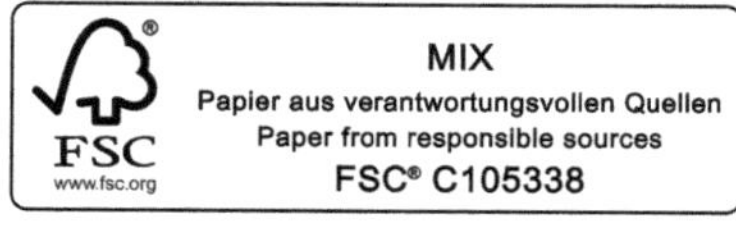

Printed by Books on Demand GmbH, Norderstedt / Germany